Apurba Ganguly

Diagnoza chorób zwyrodnieniowych ośrodkowego układu nerwowego

AF532289

Apurba Ganguly

Diagnoza chorób zwyrodnieniowych ośrodkowego układu nerwowego

Parametry diagnostyczne bólu i zapobieganie OAD

Wydawnictwo Bezkresy Wiedzy

Imprint
Any brand names and product names mentioned in this book are subject to trademark, brand or patent protection and are trademarks or registered trademarks of their respective holders. The use of brand names, product names, common names, trade names, product descriptions etc. even without a particular marking in this work is in no way to be construed to mean that such names may be regarded as unrestricted in respect of trademark and brand protection legislation and could thus be used by anyone.

Cover image: www.ingimage.com

This book is a translation from the original published under ISBN 978-3-330-65274-3.

Publisher:
Wydawnictwo Bezkresy Wiedzy
is a trademark of
Dodo Books Indian Ocean Ltd., member of the OmniScriptum S.R.L Publishing group
str. A.Russo 15, of. 61, Chisinau-2068, Republic of Moldova Europe
Printed at: see last page
ISBN: 978-620-2-44749-2

Copyright © Apurba Ganguly
Copyright © 2020 Dodo Books Indian Ocean Ltd., member of the OmniScriptum S.R.L Publishing group

Diagnoza
Prewencja
& Fitoterapia

W przypadku **chorób zwyrodnieniowych ośrodkowego układu nerwowego**

Apurba Ganguly

O tej książce

Choroby zwyrodnieniowe stawów (OAD) zostały sklasyfikowane jako: choroba zwyrodnieniowa stawów, reumatoidalne zapalenie stawów, choroba zwyrodnieniowa stawów, reaktywne zapalenie stawów, zesztywniające zapalenie stawów kręgosłupa, neurogenna artopatia, spondylarthropathies, polimialgia reumatyczne zapalenie stawów, dna moczanowa, fibromylgia, bóle karku i pleców oraz wiele innych chorób układu mięśniowo-szkieletowego. Te zaburzenia stawów zostały zidentyfikowane w stawach w pobliżu końca palców, u podstawy kciuka (s), szyi, niskiego grzbietu, kolana (s) i bioder (bioder). Stawy po jednej stronie ciała są często bardziej dotknięte niż te po drugiej stronie.

Występują one w związku z wiekiem, otyłością, urazami mięśni i kości, postawą w pracy itp.

Częstymi objawami są: ból, stan zapalny, sztywność i ograniczony zakres ruchu. Stwierdzono również, że OAD charakteryzował się pewnymi badaniami artroskopowymi, objawami klinicznymi i zmianami radiologicznymi.

Stwierdzono, że OAD mogą być leczone tylko w celu złagodzenia bólu tymczasowo przez fizykoterapię, środki przeciwbólowe, zastrzyki kwasu hialuronowego, zastrzyki smarowe, zastrzyki steroidowe (kortykosteroidowe), aspiracji płynów stawowych (artrocenteza), lub nieseroidalne (NLPZ) leki itp. wraz z niektórymi praktykami leczenia bólu. Poza tym, ostatecznym leczeniem jest operacja w konkretnym obszarze OAD.

Podczas OAD struktury anatomiczne obu nóg, takie jak: mięśnie łydek, mięśnie połączone ze stawami kolanowymi powyżej i poniżej rzepki, mięśnie ud i zakres ruchów stawów kolanowych, nie są do siebie podobne. Jest to spowodowane sztywnością mięśni, marnotrawstwem mięśni (zanikiem), stanami zapalnymi, uciskiem nigdy (nigdy) między kośćmi/kręgami, nieprawidłowym wzrostem kości, deformacjami żylaków/walgów, odkładaniem się bólu

wytwarzającego metabolity, zakłóceniami chirurgicznymi, stanami urazowymi itp. w różnych stawach nóg i pleców oraz wokół nich.
Ponadto zauważono, że w warunkach OAD występują znaczne wahania poziomu enzymów biochemicznych, takich jak fosfokinaza kreatynowo-mięśniowa (CPK-MM), białko C-reaktywne (CRP) i aldolaza A w wyniku stanu zapalnego, urazów mięśni, infekcji, operacji, urazów, martwicy tkanek itp.

Książka ta kładzie nacisk na metody leczenia normalizacji OAD z pomocą miejscowego stosowania fitochemikaliów pozyskiwanych z indyjskich roślin leczniczych, a także zapobiegania wczesnemu stadium OAD z uczuciem bólu lub bez. O wynikach świadczą symetryczne cechy anatomiczne, takie jak: (a) szczelina kolanowa między krótką głową mięśnia bicepsowego kości udowej w bocznej części stawu kolanowego a poziomem łóżka, (b) średnica grupy mięśni ud, (c) średnica grupy mięśni połączonych z 4 cm powyżej i poniżej rzepki, (d) średnica grupy mięśni łydek i zgięć kolan & wydłużenia w pozycji leżącej, skłonnej i stojącej dla obu nóg, normalizacja podwyższonych parametrów biochemicznych (CPK-MM, CRP i Aldolaza A) wskazująca na poprawę stanu mięśni szkieletowych, stanów zapalnych, sztywności mięśni itp. a także normalizować zdjęcia radiologiczne przed i po specjalistycznym protokole leczenia fitoterapeutycznego w ciągu dziewięćdziesięciu dni i dwudziestu ośmiu dni w przypadku profilaktyki wczesnego stadium objawowych OAD. Jest to pionierskie badanie nad nowymi parametrami diagnostyki bólu w celu całkowitego wyleczenia OAD wraz z profilaktyką wczesnych objawowych OAD, a także normalizacją podwyższonych poziomów CRP, CPK-MM i Aldolazy A, powszechnie zauważanych w surowicy pacjentów OAD bez stosowania leków doustnych przez ten nowy protokół leczenia fitoterapeutycznego.

Spis treści

ABSTRACT

Choroby zwyrodnieniowe stawów kolanowych (OAD) występują w okolicach stawów kolanowych, lędźwiowych, szyjnych i biodrowych. W skali globalnej, choroby te stanowią poważny problem zdrowotny. Występują one w związku z wiekiem, otyłością, urazami mięśni i kości, postawą w pracy itp. Celem jest opracowanie narzędzi do diagnostyki i profilaktyki bólu dla OAD oraz normalizacja przez miejscowy protokół fitoterapeutyczny ze specjalistycznym leczeniem. Badanie przeprowadzono na grupie 216 osób (75% kobiet) w wieku 45-80 lat cierpiących na ból w przypadku OAD oraz 203 pracowników organizacji (kobiety): 65%) w wieku ≤40 lat nie zgłaszających żadnych dolegliwości bólowych, ale wykazujących rażące nieprawidłowości w zakresie cech anatomicznych i niewiele w obserwacjach biochemicznych i radiologicznych, które zostały rozpoznane kategorycznie i podjęto działania zapobiegawcze za pomocą miejscowego stosowania fitokonstytuentów w wodnych ekstraktach z *Cissus quadrangularis*, *Heliotropium indicum*, *Rosmarinus officinalis* i *Calotropis gigantea* konserwujących olejkiem sezamowym i woskiem pszczelim. Obecne wyniki przedstawiono jako narzędzie diagnostyczne dla OAD lub wykrywające wczesne stadium choroby zwyrodnieniowej stawu kolanowego za pomocą pomiarów anatomicznych szczeliny kolanowej pomiędzy krótką głową mięśnia dwugłowego udowego w bocznej części stawu kolanowego a poziomem łóżka (KGB), średnicą grupy mięśni udowych (DTM), średnicą grupy mięśni połączonych ze stawem kolanowym, 4 cm powyżej rzepki (DAP), średnica grupy mięśni połączonych ze stawem kolanowym, 4 cm poniżej rzepki (DBP), średnica grupy mięśni łydek (DCM) oraz zgięcia i przedłużenia kolan w pozycji leżącej, skłonnej i stojącej dla obu nóg oraz parametry biochemiczne, takie jak: fosfokinaza kreatyniny (CPK-MM), białko C-reaktywne (CRP) i aldolaza A oraz zdjęcia radiologiczne w pozycji wyjściowej (0 siedzącej). W przypadku profilaktyki powyższe parametry porównano z wynikami 28. sesji leczenia z zastosowaniem fitoterapii. Podsumowując, niniejsze wyniki wskazują na pionierskie badania nad nowymi parametrami diagnostyki bólu w celu całkowitego wyleczenia choroby zwyrodnieniowej stawu kolanowego i zapobiegania wczesnemu stadium choroby zwyrodnieniowej stawu kolanowego za pomocą protokołu fototerapeutycznego, co potwierdzają obserwacje anatomiczne, profile biochemiczne i dane radiograficzne.

Słowa kluczowe: *Protokół OAD; Profilaktyka OAD; Leczenie OAD; Fitoterapia; Biomarkery dla OAD*

1. WPROWADZENIE

Choroby zwyrodnieniowe stawów (OAD) zostały sklasyfikowane jako choroby zwyrodnieniowe stawów, reumatoidalne zapalenie stawów, choroba zwyrodnieniowa stawów, łuszczyca, reaktywne zapalenie stawów, zesztywniające zapalenie stawów i neurogenna artopatia, które są głównym problemem zdrowotnym na całym świecie. Są one powszechnie znane jako zaburzenia stawów [1]. Choroba ta została najpierw oceniona przez Lawrence'a i wsp. [2]. Według nich do ogólnych i wybranych schorzeń układu mięśniowo-szkieletowego należą: choroba zwyrodnieniowa stawów, reumatoidalne zapalenie stawów, młodzieńcze reumatoidalne zapalenie stawów, spondylarytropatie, toczeń rumieniowaty układowy, twardzina, polimialgia reumatyczna/giantokomórkowe zapalenie stawów, dna moczanowa, fibromialgia i bóle pleców. Te zaburzenia stawów zostały zidentyfikowane w stawach w pobliżu końca palców, u podstawy kciuka, szyi, dolnej części pleców, kolan i bioder. Stawy po jednej stronie ciała są często bardziej dotknięte niż te po drugiej stronie [3-4]. W badaniu podkreślono obciążenie czterema głównymi schorzeniami układu mięśniowo-szkieletowego, takimi jak choroba zwyrodnieniowa stawów, reumatoidalne zapalenie stawów, osteoporoza i bóle pleców. Obciążenie to zostało uznane przez Organizację Narodów Zjednoczonych i WHO (Światową Organizację Zdrowia) za zatwierdzenie "Dekady Kości i Wspólnego Dziesięciolecia 2000-2010". Zazwyczaj te objawy występują przez lata. Mogą one mieć wpływ na pracę i normalne codzienne czynności. W przypadku wszystkich rodzajów zapalenia stawów chodzi głównie o stawy [5]. Według Glyna-Jonesa i wsp. [6] epidemiologia tych zaburzeń zależy od złożoności i wieloczynnikowej reakcji na składniki genetyczne, biologiczne i biomechaniczne.

Istnieje wiele czynników sprawczych, takich jak wiek, otyłość, urazy mięśni i kości, itp. [7-8]. Ustalono, że częstymi objawami OAD są: ból, stan zapalny, sztywność i ograniczony zakres ruchu [9]. Zgłaszano również, że OAD charakteryzował się niektórymi ustaleniami artroskopowymi, objawami klinicznymi i zmianami radiograficznymi [10-11].

Parametry takie jak anatomiczne [12-17], biochemiczne [13-20] i radiologiczne [13-15; 17; 21], które ustanowiono jako markery do wykrywania OAD. Interesujące jest to, że kilku badaczy badało głównie zakres ruchów do obserwacji anatomicznych [22-23], podczas gdy Ganguly [13-15; 17] podkreślał, że inne parametry anatomiczne mogą wykryć nieprawidłowości, tj. szczelina kolanowa pomiędzy krótką głową mięśnia bicepsowego udowego w bocznej części stawu kolanowego a poziomem łóżka (KGB), średnica grupy mięśni uda (DTM), średnica grupy mięśni połączonych ze stawem kolanowym, 4cm powyżej rzepki (DAP), średnica grupy mięśni połączonych ze stawem kolanowym, 4cm poniżej rzepki (DBP), średnica grupy mięśni łydek (DCM) oraz zgięć i wysunięć kolan w pozycji leżącej, skłonnej i stojącej (KFS, KFP, KFSt., KES, KEP, KESt. odpowiednio) dla obu nóg.

Ogólnie rzecz biorąc, w leczeniu OAD nadal brakuje pełnego wyleczenia. Naukowcy ustanawiają kilka nowoczesnych metod naukowych mających na celu zapobieganie tej chorobie. Według Bernharda i Vunjak-Novakovica [24], regeneracja chrząstki przez komórki, biomateriały i inżynierię tkankową może być odpowiednią techniką do odzyskiwania OAD. W innych pracach badawczych kilku badaczy podkreślało, że glukozamina może zapewnić skromne złagodzenie bólu u niektórych pacjentów z chorobą zwyrodnieniową stawów kolanowych, biodrowych i kręgosłupa. Wszechstronna baza danych leków naturalnych sklasyfikowała glukozaminę jako "prawdopodobnie skuteczną" w chorobie zwyrodnieniowej stawów, tym samym oceniając ją jako wyższą od chondroityny. Większość badań zawartych w rekomendacji została wykonana u pacjentów z chorobą zwyrodnieniową stawu kolanowego, ponieważ glukozamina jest bardzo bezpieczna. Można go wypróbować w miejsce niesteroidowych leków przeciwzapalnych (NLPZ) u pacjentów, którzy potrzebują długotrwałego leczenia i nie mogą przyjmować NLPZ. Zgłaszano również, że z powodu bólu stawu kolanowego można leczyć pojedynczo lub w połączeniu z glukozaminą i chondroityną [25]. Zabiegi te są nadal w fazie rozwoju i mogą być również kosztowne i długotrwałe. Poza tym, ostatecznym leczeniem jest operacja w określonym obszarze OAD [26]. Stwierdzono również, że OAD można zapobiec tylko w celu złagodzenia bólu i podejścia terapeutyczne są fizykoterapia, leki przeciwbólowe, zastrzyki kwasu hialuronowego, zastrzyki smarujące, zastrzyki sterydowe (kortykosteroidy) lub niesteroidowe (NLPZ) leki itp. [27-29] wraz z niektórymi praktykami zarządzania [30-32]. Ale nikt wcześniej nie podjął próby opracowania protokołu diagnostyki bólu przy pomocy parametrów anatomicznych, biochemicznych i radiologicznych oraz miejscowego leczenia fitoterapeutycznego dla OAD-ów. Jest to pionierska, alternatywna, nowatorska metoda ustanowienia protokołu diagnostyki bólu i całkowitej normalizacji w zrównoważonym podejściu dla pacjentów z OAD, a także wyklucza przyszłe środki zapobiegawcze dla ODA z lub bez odczuwania bólu, czy to w stawach lub mięśniach przez specyficzny protokół leczenia fitoterapeutycznego, potwierdzone przez obserwacje anatomiczne, profile biochemiczne i obrazy stawów kręgosłupa i kolana.

Jednak wyciągi roślinne były już tradycyjnie stosowane w leczeniu, a wiedza ta zaowocowała zastosowaniem ich w medycynie do zapobiegania kilku chorobom po przeprowadzeniu eksperymentów u mikroorganizmów i zwierząt, a ostatecznie u ludzi [33-35]. Jednak prace badawcze dotyczyły doustnego stosowania wyciągów roślinnych w przypadku leczenia choroby zwyrodnieniowej stawów [36-39], podczas gdy inne badania nie zgłaszały stosowania fitochemikaliów tropikalnych [13]. Podczas OAD struktury anatomiczne obu nóg, jak np. mięśnie łydek, mięśnie połączone ze stawami kolanowymi powyżej i poniżej rzepki, mięśnie ud i zakres ruchów stawów kolanowych nie są do siebie podobne, ze względu na sztywność mięśni, marnotrawstwo mięśni (zanik), stany zapalne, ucisk nerwów między kośćmi/kręgami, nieprawidłowy wzrost kości, deformacje żylaków/walgów, odkładanie się metabolitów wytwarzających ból, zakłócenia chirurgiczne, stany traumatyczne itp. w i wokół różnych stawów w okolicy nóg i pleców. W wyniku tego powstają masywne zaburzenia w układzie mięśniowym i nerwowym [13-17]. Ponadto w warunkach OAD występują znaczne wahania poziomu enzymów biochemicznych, takich jak fosfokinaza kreatynowa (CPK-MM), białko C-reaktywne (CRP) i aldolaza A, spowodowane stanami zapalnymi, urazami mięśni, zakażeniami, operacjami, urazami, martwicą tkanek itp. [18; 40-41]. Autor ustalił również całkowitą normalizację zniekształceń żylaków/walgów w kolanie OAD za pomocą tego fitoterapeutycznego leczenia [17].

Celem niniejszych badań jest identyfikacja pacjentów chorych na OAD z bólami lub bez objawów bólowych (w celach profilaktycznych) w celu ustalenia protokołu diagnostycznego za pomocą obserwacji anatomicznych, parametrów biochemicznych oraz obrazów kręgosłupa i stawów kolanowych (tomografia komputerowa, rentgen lub MRI) oraz normalizacja OAD za pomocą specjalistycznych technik poprzez miejscowe zastosowanie fitokonstiuentów ekstrakcji wody z określonych indyjskich roślin leczniczych, a mianowicie *Cissus quadrangularis, Heliotropium indicum, Rosmarinus officinalis* i *Calotropis gigantea*. Ustalenie leczenia normalizacji OAD w odniesieniu do poprawy parametrów anatomicznych i biochemicznych wraz z wynikami radiografii na koniec 42. posiedzenia w porównaniu z wyżej wymienionymi parametrami na posiedzeniu podstawowym (posiedzenie 0). Wreszcie, aby zapobiegać za pomocą zrównoważonego podejścia, które wskazywało, że ból jednego z regionów stawu kolanowego i/lub lędźwiowego i/lub grzbietowego i/lub szyjnego nie może być w przyszłości przeniesiony na te regiony. Chociaż nieprawidłowości zostały wykryte w przypadku bólu z lub bez bólu podczas diagnozy, można również znormalizować symetrycznie, a także ustalić dla trwałego złagodzenia bólu przez ten specjalistyczny protokół fitoterapeutyczny.

2. MATERIAŁY I METODY

2.1 Rekrutacja pacjentów

Łącznie czterystu czternastu pacjentów (mężczyzna: 158 i kobieta: 256) w wieku ≥ 40 lat zgłosiło co najmniej jedno bolesne kolano lub ból w okolicy tartaku, zostało zatrudnionych do niniejszego badania w ośmiu klinikach OPTM Health Care (P) Ltd zlokalizowanych w głównych miastach Indii, takich jak Kalkuta, Delhi i Bombaj. W okresie od listopada 2014 do grudnia 2015 roku wszyscy pacjenci zgłaszali się do klinik w celu leczenia bolesnych kolan(y) lub bólów pleców (zaburzenia zwyrodnieniowe). Na badanie uzyskano zgodę Komisji Etycznej Instytutu Badawczego OPTM. Instytut Badawczy OPTM jest zarejestrowany na mocy ustawy ustawowej rządu indyjskiego. Zatwierdzony przez Institutional Review Board formularz zgody na badania fizyczne, pobieranie próbek krwi i obrazów stawów kręgosłupa i kolanowych (RTG, TK lub MRI) wymagane do badania zostały podpisane przez wszystkich pacjentów. Charakterystykę demograficzną wszystkich chorych na poziomie wyjściowym zapisano w tabeli 1.

Ocenę współzachorowalności przygotowano również na poziomie wyjściowym, stosując wskaźnik współzachorowalności Charisona według metod Katz i in. [42] oraz Sangh i in. [43].

Tabela 1. Dane demograficzne i podstawowe cechy charakterystyczne pacjenta

Liczba pacjentów	216	162	54
Wiek (lata), średnia (SD)	58.96 (8.63)	57.46 (8.92)	60.12 (7.19)
BMI (kg/m²), średnia (SD)	29.42 (3.48)	29.27 (3.52)	29.90 (3.31)
Okres cierpienia (lata), średnia (SD)	6.03 (1.84)	5.75 (1.32)	6.88 (2.72)
Grupa etniczna (Wersje Indyjskie) (%)			
Bengali	60 (27.78)	48 (29.62)	12 (22.22)
Gujarati	23 (10.65)	18 (11.11)	5 (9.26)
Marwari	24 (11.11)	15 (9.26)	9 (16.67)
Marathi	22 (10.19)	16 (9.88)	6 (11.11)
Tamil	29 (13.42)	22 (13.58)	7 (12.96)
Pendżabi	18 (8.33)	12 (7.41)	6 (11.11)
Shindhi	21 (9.72)	16 (9.88)	5 (9.26)
Północno-wschodnie Indie	19 (8.80)	15 (9.26)	4 (7.41)
Nawyk żywieniowy (%)			
Wegetariański	121 (56.02)	79 (48.77)	42 (77.78)
Nie-wegetariańskie	95 (43.98)	83 (51.23)	12 (22.22)
Skargi wielokrotne (%)			
Zaparcie	143 (66.20)	106 (65.43)	37 (68.52)
Nadwaga / Otyłość	163 (75.46)	131 (80.86)	32 (59.26)
Zaburzenia skóry	25 (11.57)	14 (8.64)	11 (20.37)
Kwasowość i Refluks	122 (56.48)	81 (50.00)	41 (75.93)
Bezsenność	172 (79.63)	140 (86.42)	32 (59.26)
Żylaki żylne	54 (25.00)	40 (24.69)	14 (25.93)
Inkontinencja moczowa	89 (41.20)	51 (31.48)	38 (70.37)
Środki podjęte w celu zmniejszenia bólu i stanu zapalnego (%)			
Użycie czapki kolanowej	95 (43.98)	67 (41.36)	28 (51.85)
Użycie taśmy tartakowej	62 (28.70)	47 (29.01)	15 (27.78)
Stosowanie Paracetamolu i NSAID	192 (88.89)	153 (94.44)	39 (72.22)
Artrocenteza	36 (16.67)	18 (11.11)	18 (33.33)

Masaż różnymi żelami ziołowymi itp.	76 (35.19)	43 (26.54)	33 (61.11)
Używanie laski / spacerówki	59 (27.31)	12 (7.41)	47 (87.03)
Wstrzyknięcie kwasu hialuronowego (%)			
Złącze prawego kolana	23 (10.65)	15 (9.26)	8 (14.81)
Złącze lewego kolana	28 (12.96)	12 (7.41)	16 (29.63)
Wstrzyknięcie kortyko-seleroidalne (%)			
Złącze prawego kolana	12 (5.56)	7 (4.32)	5 (9.26)
Złącze lewego kolana	13 (6.02)	9 (5.56)	4 (7.4)
Fizjoterapia (%)			
Na ból pleców	78 (36.11)	61 (37.65)	17 (31.48)
Na ból kolana	127 (58.80)	98 (60.49)	29 (53.70)
Choroby zwyrodnieniowe ośrodkowego układu nerwowego (OADS) (%)			
OA Zmiany w stawie kolanowym Rt Knee	42 (19.44)	28 (17.28)	14 (25.93)
OA Zmiany w stawie kolanowym Lt Knee	94 (43.52)	72 (44.44)	22 (40.74)
Zmiany degeneracyjne w regionie szyjki macicy	37 (17.13)	26 (16.05)	11 (20.37)
Zmiany degeneracyjne w regionie drzewnym	80 (37.04)	62 (38.27)	18 (33.33)
Status pracy (%)			
Zatrudniony w pełnym wymiarze czasu pracy	125 (57.87)	104 (64.20)	21 (38.89)
Zatrudniony w niepełnym wymiarze godzin	12 (5.56)	10 (6.17)	2 (3.70)
House Wife / Home Maker	31 (14.35)	31 (19.14)	-
Emerytowany	30 (13.89)	10 (6.17)	20 (37.04)
Osoba pracująca na własny rachunek	18 (8.33)	7 (4.32)	11 (20.37)

2.2 Projekt studyjny

Z 414 ogółem 198 pacjentów zostało wyłączonych z badania w następujących kategoriach:

a) 134 pacjentów (mężczyźni: 76 i kobiety: 58) po badaniu klinicznym i fizycznym, mających :

1. choroba reumatyczna (mężczyzna: 4 i kobieta: 20),
2. przewlekłe choroby skóry (mężczyzna: 14 i kobieta: 2),

3. implanty chirurgiczne (mężczyzna: 18 i kobieta: 10),
4. stymulator (mężczyzna: 8 i kobieta: 4),
5. historia chorób nowotworowych (mężczyzna: 4 i kobieta: 6),
6. równoległe uzależnienie od wielu narkotyków (mężczyzna: 16 i kobieta: 8) oraz
7. historia ciężkiej choroby neurologicznej (mężczyzna: 12 i kobieta: 8) oraz

b) 64 pacjentów (mężczyzna: 28 i kobieta: 36) przerwanych w trakcie leczenia, z powodu:

1. nie jest w stanie przestrzegać protokołu leczenia po pięciu sesjach (mężczyzna: 6 i kobieta: 12),
2. śmierć w ich rodzinach po dziesięciu posiedzeniach (mężczyzna: 2 i kobieta: 6),
3. problemy z transportem po piętnastu sesjach (mężczyzna: 6 i kobieta: 8),
4. przenoszenie rodzin w innych miastach po szesnastu posiedzeniach (mężczyzna: 4 i kobieta: 2),
5. brak pomocnych rąk w starszym wieku po dziewiętnastu posiedzeniach (mężczyzna: 4 i kobieta: 6),
6. nieregularna frekwencja w związku z profilami zawodowymi w dziedzinie turystyki po dwudziestu dwóch posiedzeniach (mężczyzna: 4 i kobieta: 2) oraz
7. śmierć w wypadku drogowym po dwudziestu dwóch posiedzeniach (mężczyzna: 2). Bilans 216 pacjentów (mężczyzna: 54 i kobieta: 162)

z objawami niezwykle bolesnymi lub bardzo bolesnymi w prawym lub lewym stawie kolanowym albo w okolicy tarcicy, zostały ostatecznie włączone do badania i przedstawione na schemacie blokowym **(ryc. 1).**

Warunki uszkodzenia, zwykle występujące podczas zaburzeń zwyrodnieniowych, w układzie mięśniowym i nerwowym stawów/kręgów w kolejnych rejonach każdego z pacjentów były badane na poziomie wyjściowym:

1. Halucyza porywacza,
2. Złącze wargowe,
3. Digitorium porywacza,
4. Mięsień żołądkowo-jelitowy,

5. Vastus medialis muscle,
6. Mięsień kości udowej odbytu i rzepka,
7. Mięsień Vastus lateralis,
8. Mięsień Gracilisa,
9. Psoas/ mięśnie iliacusowe,
10. Tersor powięzi lat muscle,
11. Stawy barkowe,
12. Ramię, ręka i palce,
13. Sternocleidomastoidalny mięsień,
14. Podbrzusze ,
15. Rejon szyjki macicy,
16. obszar piersiowy,
17. Rejon tartaczny,
18. Mięśnie strunowe i
19. Popliteus muscle.

Poza tym sprawdzono i zmierzono następujące parametry:

1. Szczelina kolanowa pomiędzy punktem krótkiej głowy mięśnia dwugłowego kości udowej w bocznej części stawu kolanowego a powierzchnią łóżka w części grzbietowej (KGB),
2. Średnica grupy mięśni połączonych ze stawem kolanowym, 4 cm powyżej rzepki (DAP),
3. Średnica grupy mięśni połączonych ze stawem kolanowym, 4 cm poniżej rzepki (DBP),
4. Średnica grupy mięśni łydek (DCM),
5. Średnica grupy mięśni udowych (DTM),
6. Zasięg:
   a) zgięcie kolana w części górnej (KFS),
   b) zgięcie kolana w skłonności (KFP),
   c) zgięcie kolana w pozycji stojącej (KFSt.),
   d) wysuwanie kolana w części górnej (KES),
   e) wydłużenie kolana w stanie podatnym (KEP) oraz
   f) przedłużenie kolana w pozycji stojącej (KESt.),
7. Sensacyjny stan stopy (zimno / zimno / gorąco / uczucie palenia / normalnie),
8. Sensacyjny stan stawu kolanowego (chłód / zimno / gorąco / uczucie pieczenia / normalnie),
9. Wskaźnik pulsu oraz
10. Ciśnienie krwi.
11. Waga (w kg)

12. Wysokość (w m)
13. BMI (w kg/m^2)

- Wzór kopii formularza rejestracyjnego / wywiadu oraz formularz zgody na badania fizyczne, pobieranie próbek krwi oraz zdjęcia kręgosłupa i stawów kolanowych (zdjęcie rentgenowskie lub tomografia komputerowa lub rezonans magnetyczny wymagane dla znaku badania przez każdego pacjenta są załączone w załączniku A.
- Wzór egzemplarza "karty danych dotyczących badań fizycznych i obserwacji" znajduje się w dodatku B

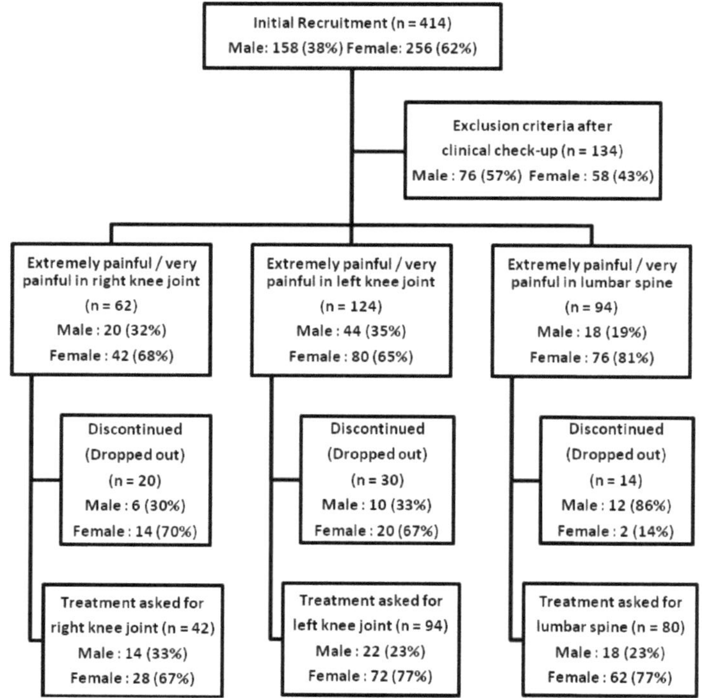

Rysunek 1. Schemat przepływu pacjentów, którzy ostatecznie wzięli udział w badaniu

2.3 Cele, zasady i teorie

Jest to holistyczny i niezależny system leczenia z własną filozofią, apteką, farmakopeą i procedurami badawczymi, który prowadzi do trwałego rozwiązania bólu bez stosowania żadnych leków doustnych, zastrzyków kortykosteroidowych, aspiracji płynów ustrojowych, trakcji, laseroterapii, operacji szybkiego zmniejszania bólu i stanu zapalnego oraz wszelkich chemicznie skomponowanych suplementów przeciwbólowych w maksymalnym okresie czterdziestu dwóch/dziewięćdziesięciu dni pod warunkiem przestrzegania objawów fizjologicznych.

Celem terapii jest poprawa podstawowych zachowań komórkowych i molekularnych, układu pulsacyjnego i implantów, układu limfatycznego i krwionośnego, układu pokarmowego i wydalniczego organizmu poprzez ocenę przyczyny zaburzeń na poziomie komórkowym i molekularnym bez tłumienia objawów na poziomie narządów.

Terapia opiera się na dobrze zdefiniowanych zasadach i teoriach, takich jak: - teoria naukowej fomentation, teoria masażu tkanki łącznej, teoria manipulacji kręgosłupa i stawów, efekt teorii bodźców stawowych, teoria nawyków żywieniowych odurzonych, wzmocnienie osłabionych systemów pulsujących i implantów przez mięśnie elektroniczne obsługiwane przez baterię 9 V DC, teoria reedukacji mięśni (ćwiczenia) i psychoterapii i poradnictwa.
[Źródło: Ganguly i inni, International Journal of Phytomedicine 7(3) 290 -301]

2.4 Oceny parametrów anatomicznych

W niniejszej pracy badano i analizowano pomiary KGB, KFS, KFP, KFSt., KES, KEP i KESt. na początku i w trakcie oceny przepływu na [7], 14, [21], 28, 35 i 42 sesji leczenia, w tym mięśni odpowiedzialnych za składanie kolan i niedotykających poziomu łóżka (KGB, zgięcia i wydłużenia kolan). Do pomiaru KGB użyto skali miernikowej, a pomiary goniometryczne wykonano dla wszystkich zgięć i przedłużeń zgodnie z metodą American Academy of Orthopaedic Surgeons (AAOS) [43] oraz zbadano i przeanalizowano pomiary DTM, DAP, DBP i DCM na linii podstawowej i podczas ocen kontrolnych na [21.] i 42. sesji leczenia za pomocą taśmy miernikowej. Metody różnych pomiarów anatomicznych przedstawiono na **rysunkach od 2A do 2K.**

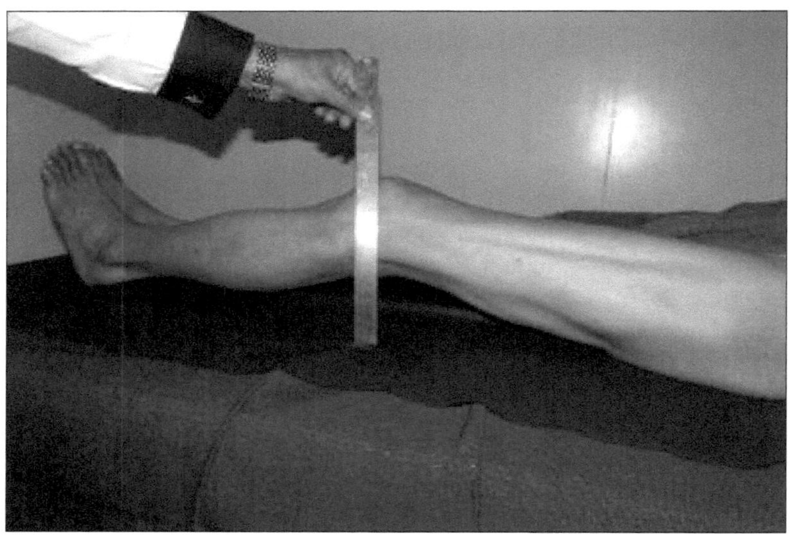

Rysunek 2A: Szczelina kolanowa między krótką głową bicepsa kości udowej a powierzchnią łóżka (KGB)

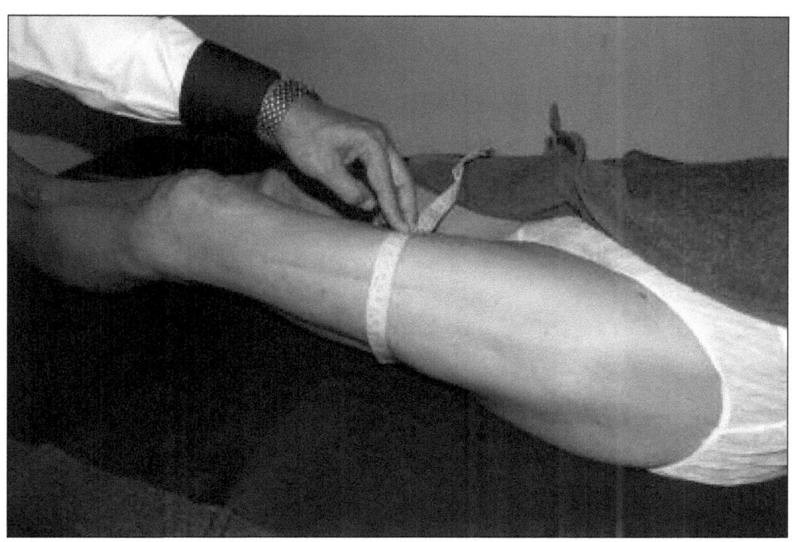

Rysunek 2B: Średnica grupy mięśni udowych (DTM)

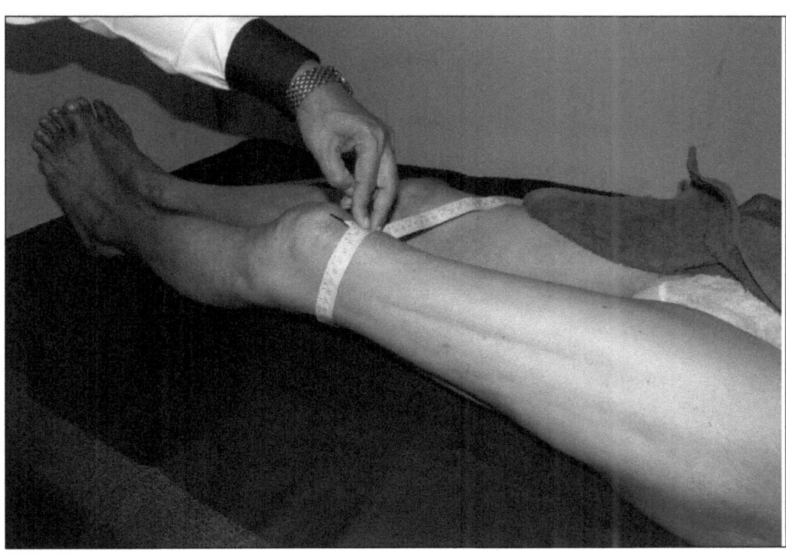

Rysunek 2C: Średnica grupy mięśni połączonych ze stawem kolanowym, 4 cm powyżej rzepki (DAP)

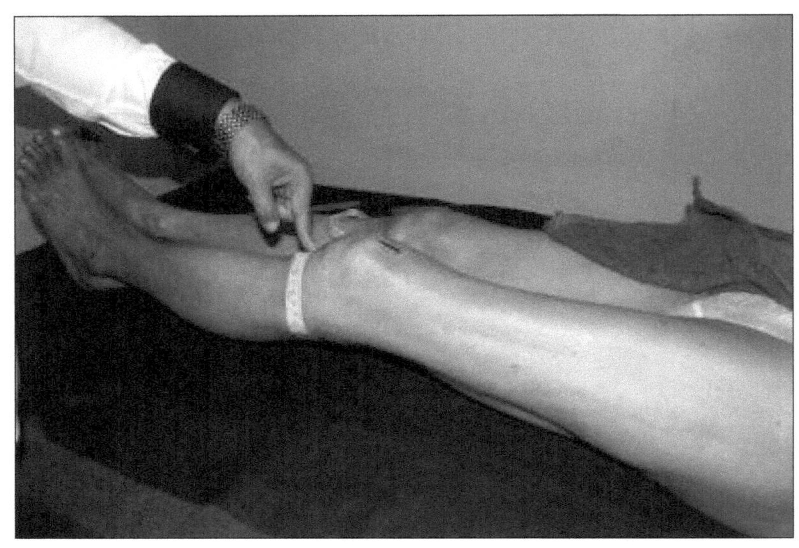

Rysunek 2D: Średnica grupy mięśni połączonych ze stawem kolanowym, 4 cm poniżej rzepki (DBP)

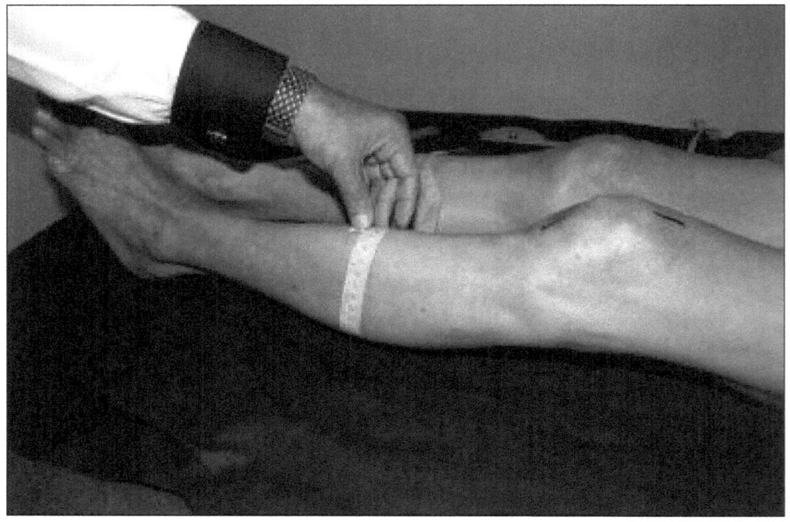

Rysunek 2E: Średnica grupy mięśni łydek (DCM)

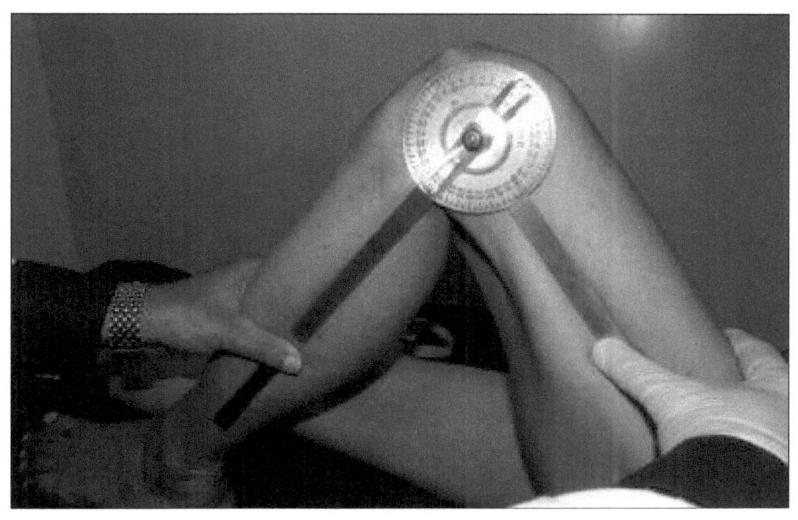

Rysunek 2F: Zginanie się kolana w pozycji leżącej na plecach (KFS)

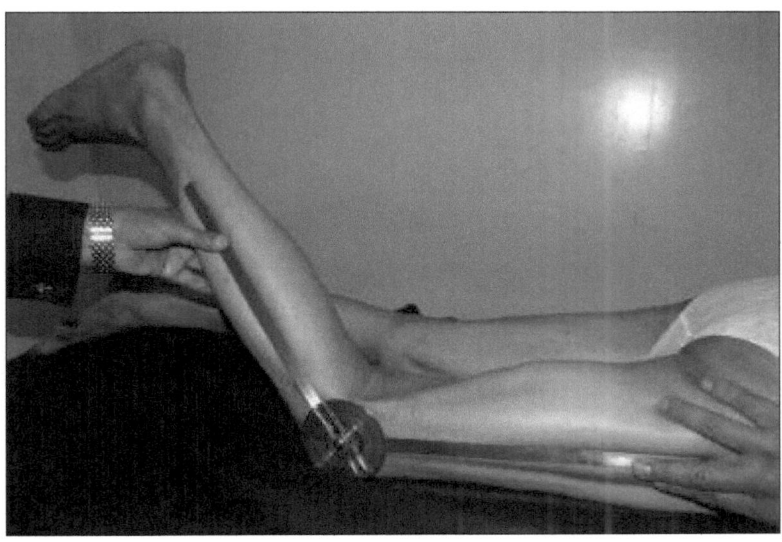

Rysunek 2G: Zgięcie kolana w pozycji podatnej (KFP)

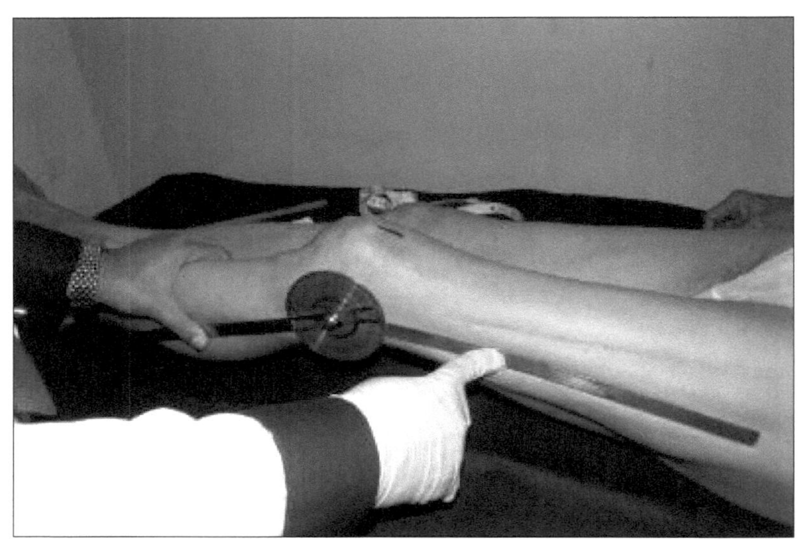

Rysunek 2H: Wysuwanie kolana w pozycji leżącej na plecach (KES)

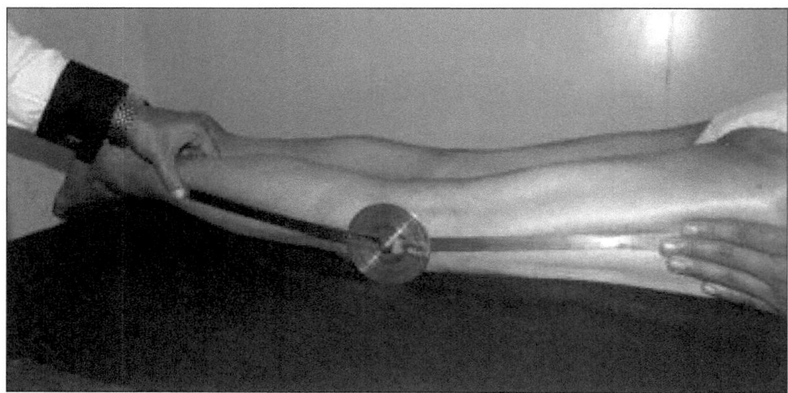

Rysunek 2I: Wysuwanie kolana w pozycji podatnej (KEP)

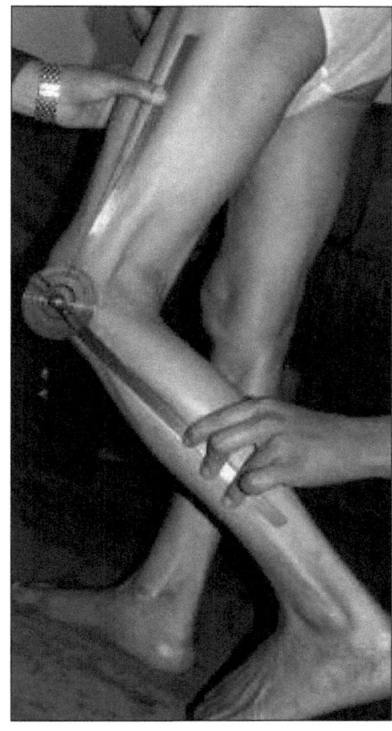

Rysunek 2J: Zgięcie kolana w pozycji stojącej (KFSt)

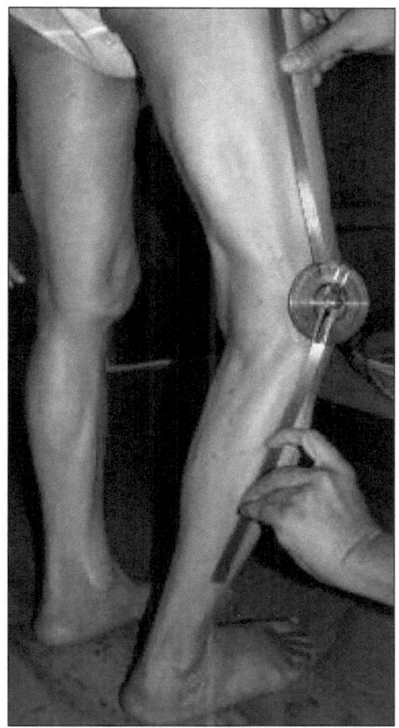

Rysunek 2K: Wysuwanie kolana w pozycji stojącej (KESt)

2.5 Oceny parametrów biochemicznych

Poziomy następujących enzymów biochemicznych z osocza zanotowano u każdego z pacjentów, a ich średnie i standardowe wartości odchylenia obliczono dla pacjentów skojarzonych, mężczyzn i kobiet na linii podstawowej i podczas oceny uzupełniającej 42. sesji leczenia:

a) Fosfokinaza kreatynowa znajduje się głównie w mięśniach szkieletowych (98%) określanych jako "CPK-MM". Wysoki poziom 'CPK-MM' w surowicy wskazuje na uszkodzenie mięśni szkieletowych z powodu zapalenia mięśni/polimio, wczesnego zapalenia skórno-mięśniowego, rabdomiolizy, dystrofii mięśniowej itp. i jest bardzo częsty w OAD. Zestaw DiaSys, o referencyjnym zakresie 54 -168 μ/L, wyprodukowany przez DiaSys Diagnostic

Systems GmbH, został użyty z zastosowaniem metod Optimized UV, IFCC, Immunoinhibition.

b) Białko C-reaktywne (CRP) jest Reaktorem Ostrej Fazy (APR). APR to grupa białek, które wykazują podwyższone stężenie w odpowiedzi na stres lub stany zapalne, które występują przy infekcjach, urazach, operacjach, urazach lub innych niż martwica tkanek. Szczególnie wysoki odczyt CRP powyżej 10mg/l może wskazywać na - zakażenie kości lub osteomyolitis, zapalenie stawów, zapalenie jelit, gruźlicę, toczeń - inną chorobę autoimmunologiczną, raka - zwłaszcza chłoniaka i zapalenie płuc. Zestaw Agappe, o zakresie referencyjnym <6 mg/l, wyprodukowany przez Agappe Diagnostics Switzerland Gmbh, został użyty metodą testu immunoturbidymetrycznego (Quantitative). Test jest ponownie sprawdzany metodą aglutynacji lateksowej (stosowany zestaw: AVITEX - CRP-Qualigens Diagnostics), która nie wykazuje aglutynacji z nierozcieńczoną surowicą, a jedynie wskazuje miano CRP < 6,0 mg/l.

c) Aldolaza A jest enzymem występującym w całym organizmie, głównie w mięśniach. Pomaga mięśniom zamienić się w energię. Badania na obecność aldolazy A pomagają w diagnozowaniu i monitorowaniu chorób mięśni szkieletowych. Aktywność aldolazy A jest przydatna w odróżnieniu zaników nerwowo-mięśniowych od miopatii, gdy jest stosowana w połączeniu z poziomem CPK. Aldolaza A w surowicy krwi podnosi również poziom chorób mięśni szkieletowych, karcynomatozy, białaczki granulocytarnej, niedokrwistości megelastycznej, zapalenia wątroby i innych rodzajów martwicy wątroby. Podwyższone wartości można uzyskać w przypadku zapalenia wielomięśniowego, zapalenia skórno-mięśniowego, dystrofii mięśniowej i zapalnych chorób mięśni. Uciążliwe ćwiczenia chwilowo zwiększają wartości aldolazy A. Zestaw Randox, o zakresie referencyjnym <7,6 μ/l, wyprodukowany przez Randox Laboratories w Wielkiej Brytanii, został użyty metodą Enzymatic (TIM, GDH & NADH).

2.6 Oceny obrazów połączeń grzbietowych i kolanowych

Zdjęcia rentgenowskie dla obu stawów kolanowych w pozycji stojącej sześciu na 105 pacjentów zostały przedstawione na linii podstawowej i porównane z obrazami 42. siedzenia w poprzednim badaniu [13], 2. na 30 [14], 3. na 198 [15] oraz 6. na 196 [17]. W niniejszym badaniu oceniono osiem par zdjęć rentgenowskich dla widoku AP obu stawów kolanowych w pozycji stojącej oraz dwie pary widoków AP i Lat. Kręgosłupa L.S. z 80 pacjentów przed i po leczeniu 42 siedzeń w klinice i przedstawiono na rycinie **22** (A-L).

2.7 Oceny wskaźnika masy ciała (BMI)

Wskaźnik masy ciała (BMI) obliczono na podstawie zmierzonej masy ciała (kg) podzielonej przez kwadrat wysokości (^{m2}). Wartości średniego i standardowego odchylenia BMI (kg/m2) dla pacjentów łączonych, mężczyzn i kobiet zostały obliczone oddzielnie na linii podstawowej i na końcu 42 miejsc leczenia.

2.8 Oceny bólu, sztywności i fizycznego funkcjonowania stawów Podskala wyników Indeks Osteoarthritis Uniwersytetów Zachodniego Ontario i McMaster (Indeks WOMAC)

Wartości średniego i standardowego odchylenia dla bólu, sztywności i sprawności fizycznej podskórnych stawów w ramach wskaźnika WOMAC według metody zastosowanej przez badacza Bellamy'ego i wsp. [45] dla chorych łączonych, mężczyzn i kobiet obliczono w procentach oddzielnie i porównano dane pomiędzy punktem wyjściowym a 42. miejscem leczenia.

2.9 Oceny przedmiotów bez odczuwania bólu

Przeprowadzono również badanie wśród 315 pracowników organizacji (mężczyzna: 117 i kobieta: 198) w wieku 23-40 lat, którzy nie skarżyli się na żaden ból. Parametry nieprawidłowości, takie jak obserwacje anatomiczne, biochemiczne i radiologiczne, odnotowano u 203 (64%) z 315 pracowników na miejscu podstawowym i w porównaniu z 28. miejscem leczenia.

2.10 Najważniejsze aspekty leczenia

Podstawowa przyczyna bólu w różnych obszarach stawowych ciała pojawia się w przypadku niewystarczającego dopływu krwi do wyznaczonego obszaru z powodu uszkodzenia tkanek. Charakter bólu może być ostry lub przewlekły. Ostry ból jest wynikiem urazu, operacji lub choroby, podczas gdy późniejszy jest trwającym zaburzeniem systemowym. Częstymi efektami ubocznymi są: sztywność mięśni, stan zapalny, utrata napięcia mięśni, ucisk pomiędzy kręgami lub stawami, obrzęk limfy, zwłóknienie/cysty oraz wytwarzanie metabolitów bólowych.

W tym zabiegu można odwrócić sztywność mięśni, naprawić marnotrawstwo mięśni, zmniejszyć stany zapalne nad stawami bez żadnych chemicznie skomponowanych leków, skorygować zwapnienia/ zwyrodnienia kości, zwiększyć siłę mięśni, od pierwszego dnia zabiegu nie jest wymagany pas podtrzymujący stawy w talii lub kolanach, nie wymaga się odpoczynku w łóżku, Szczeliny między kośćmi/kręgami mogą być zwiększone, redukcja prawdziwej żylaki (*przesadne zgięcie na zewnątrz nóg od kolan w dół, które powoduje, że kolana są od siebie oddalone, gdy stopy i kostki dotykają się)* jest uzyskana, ekstrakcja płynu nagromadzonego w stawach kolanowych (*aspiracja płynu stawowego*) nie jest wymagana i zależność od środków przeciwbólowych lub sterydów może być wycofana od pierwszego dnia leczenia.
[Źródło: Apurba Ganguly, International Journal of Recent Scientific Researc , vol 6, Issue , 9, str.6331 -6346 & Ganguly et al, International Journal of Phytomedicine 6(4) 489 -509].

2.11 Przygotowanie pasty z ekstrakcji fitochemikaliów z indyjskich roślin leczniczych

Wyciągi wodne z fitozwiązków pobierano z: całej rośliny *Cissus quadrangularis*, całej rośliny *Heliotropium indicum,* liści i kwiatów *Rosemarinus officinals* oraz korzenia i liści *Calotropis gigantea w okresie* sezonowym, gdy wszystkie fitozwiązków były obecne w poszczególnych roślinach na optymalnych poziomach. Proces produkcji środków fitochemicznych dla wszystkich roślin był uzależniony od wieku, warunków środowiskowych, konkretnego terminu w danym sezonie, itp. Fitozwiązki zawarte w *Cissus quadrangularies* i ich działanie lecznicze na organizm ludzki były już opisywane przez różnych badaczy [46], w *Heliotropium indicum* [47], w *Rosemarinus officinalis* [48] i w *Calotropis gigantea* [49-51] Autor opracował już w swoich poprzednich badaniach proces przygotowania wszystkich tych wodnych fitoekstraktów roślin [13-15; 17]. Połączone suszone fitoekstrakty roślin zmieszano z dziewiczym olejem sezamowym (wcześniej ekstrahowanym z nasion w temperaturze pokojowej), a następnie sporządzono pastę przy użyciu wosku pszczelego bez użycia środków konserwujących lub chemikaliów w celu zachowania nienaruszonych właściwości fitochemicznych roślin, ponieważ wszystkie nasiona roślin składające się z określonych rodzajów olejów, materiałów podobnych do wosku kleistego i ich fitozwiązków pozostawały w stanie uśpienia i kiełkowały w określonych warunkach w celu wyprodukowania swojego przyszłego gatunku. Ponadto dziewiczy olejek sezamowy działa jako bio-prezerwatywa [52], a wosk pszczeli przyczynia się do zmniejszenia bólu stawów, zmniejszenia sztywności, pobudzenia krążenia i nawilżenia skóry [53]. Szczegółowy proces przygotowania fitoekstraktu, a następnie fitopaste'u pokazano na **rysunku 3**.

2.12 Fitokonstytucje stosowane w terapii

Następujące substancje fitochemiczne są pobierane z roślin leczniczych, jak wspomniano poniżej, i działają synergicznie podczas leczenia fitoterapeutycznego.

NAZWA	ZASTOSOWANIE CZĘŚCIOWE	FYTOCHEMIKALIA
Cissus quadrangularis	Cały zakład	Alkaloidy, taniny, fenole, flawonoidy, saponiny.
Heliotrop indicum	Cały zakład	Taniny, Saponina, Alkaloidy, Flawonoidy.
Rosemarinus officinalis	Liście i kwiaty	Carnosol, flawonoidy, kwas rozmarynowy, Linalool, Carnosol, kwas karnozolowy, Rosmanol, Izorosmanol.
Calotropis giganteantyczny	Korzeń i liście	Cardenolides, Flavonols, Glycosides, Alkalaoids, Tannins, Flavonoids,
Sesamum indicum	Nasiona	Flavonoid, Alkalaoid, Tannin, Phenol, Fitat.

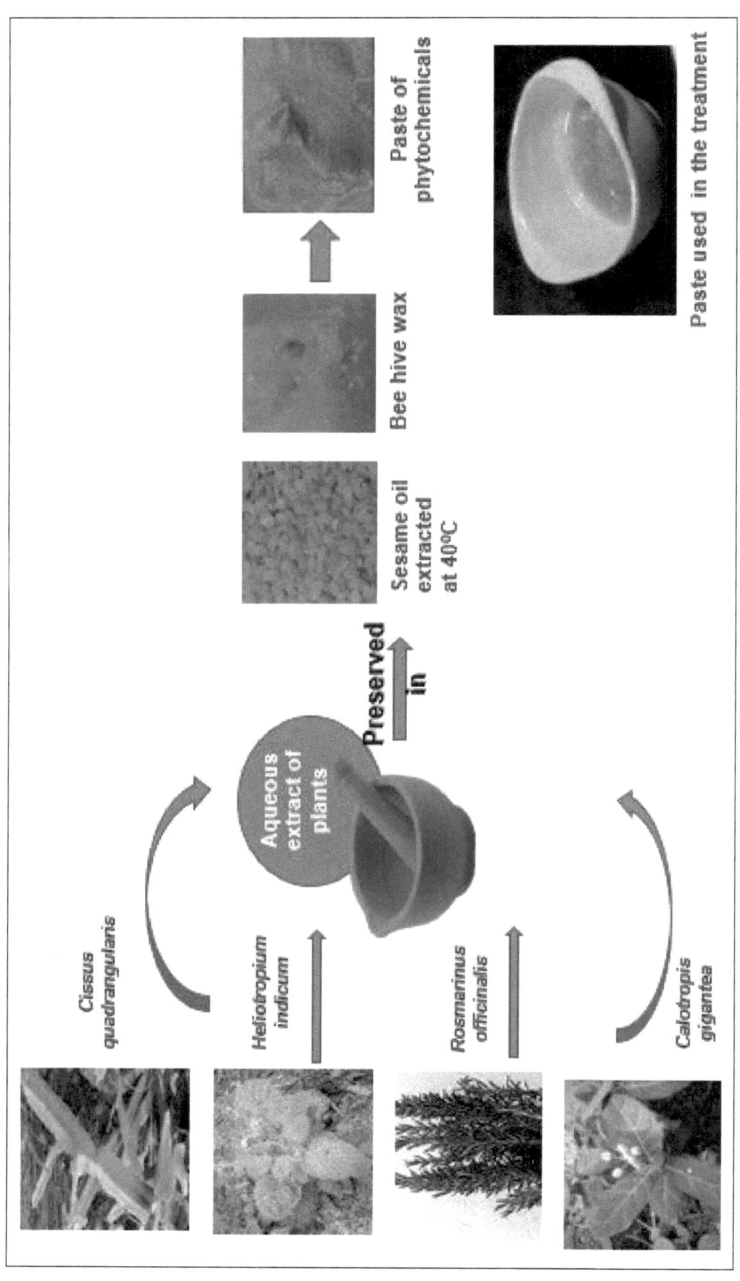

Rysunek 3: Metoda przygotowania fitoekstraktu stosowanego w fitoterapii

2.13 Akcesoria i tryb działania bodźców stosowanych w terapii

Do leczenia fitoterapeutycznego wykorzystano następujące akcesoria i sposób działania bodźców:

a) Pojemnik na pastę z fitozwiązków - niemetalowy pojemnik został użyty jako pojemnik na fitowarstwę, ponieważ metal może zanieczyścić fitozwiązków. Zastosowane w terapii fitochemikalia działały jak "chemiczna stymulacja".

b) Urządzenie drewniane - urządzenie wykonane z zaokrąglonej drewnianej ramy, posiadające pięć drewnianych kulek umieszczonych w równej odległości od siebie w postaci trójkąta równobocznego [13]. Manipulowanie urządzeniem drewnianym (MWD) na tłustej powierzchni skóry unikało wytwarzania statycznego prądu elektrycznego i utrzymywania równomiernego nacisku na ściśnięte korzenie nerwowe w stosunku do manipulowania końcówką trzech palców (MTF). MWD i MTF wspólnie wytwarzały jednolite fale poprzeczne i działały jako "mechaniczna stymulacja", która służyła do zastosowań "teorii masażu tkanki łącznej" i "teorii manipulacji kręgosłupa i stawów". Mechaniczna stymulacja rozluźniła zesztywniałe i obolałe mięśnie poprzez stymulację krążenia krwi, a także rozproszyła zakrzepłą krew lub wysięk, które mogą być obecne w dotkniętym obszarze (obszarach). Autor wyjaśnił już we wcześniejszych badaniach cel stosowania stymulacji mechanicznych w leczeniu OAD [13-15; 17].

c) Medyczne urządzenie fomentujące **(MFD)** - urządzenie posiadało dwie sekcje. Pierwsza sekcja składa się z elementów elektromechanicznych, takich jak szmatka bukramowa, ściereczki szklane, płachty z miki, rurka szklana, wtyczka, specjalna cewka i drut elektryczny, a druga sekcja składa się z płachty ściernej z okładami z proszku ziołowego, soli, gum, piasku i olejów [13]. MFD produkowały "stymulację termiczną". Autor opracował już w swoich wcześniejszych badaniach efekty stymulacji termicznych w leczeniu bólu i nasilenia aktywności mięśniowej i nerwowej u chorych na OAD [13-15; 17].

d) Niskoczęstotliwościowy komputerowy stymulator mięśni **(LEMS)** - urządzenie zasilane małym ogniwem bateryjnym 9 V DC o częstotliwości 1,5 -75 Hz, sile [100] o sześciu rodzajach wzorców stymulacji [13]. LFMS produkował "elektryczną stymulację". Autor wyjaśnił już w swoich poprzednich badaniach cel stymulacji elektrycznej w leczeniu OAD [13-15; 17]. Wszystkie wyżej wymienione akcesoria i różne bodźce wykorzystywane podczas leczenia zostały przedstawione na **rysunku 4**.

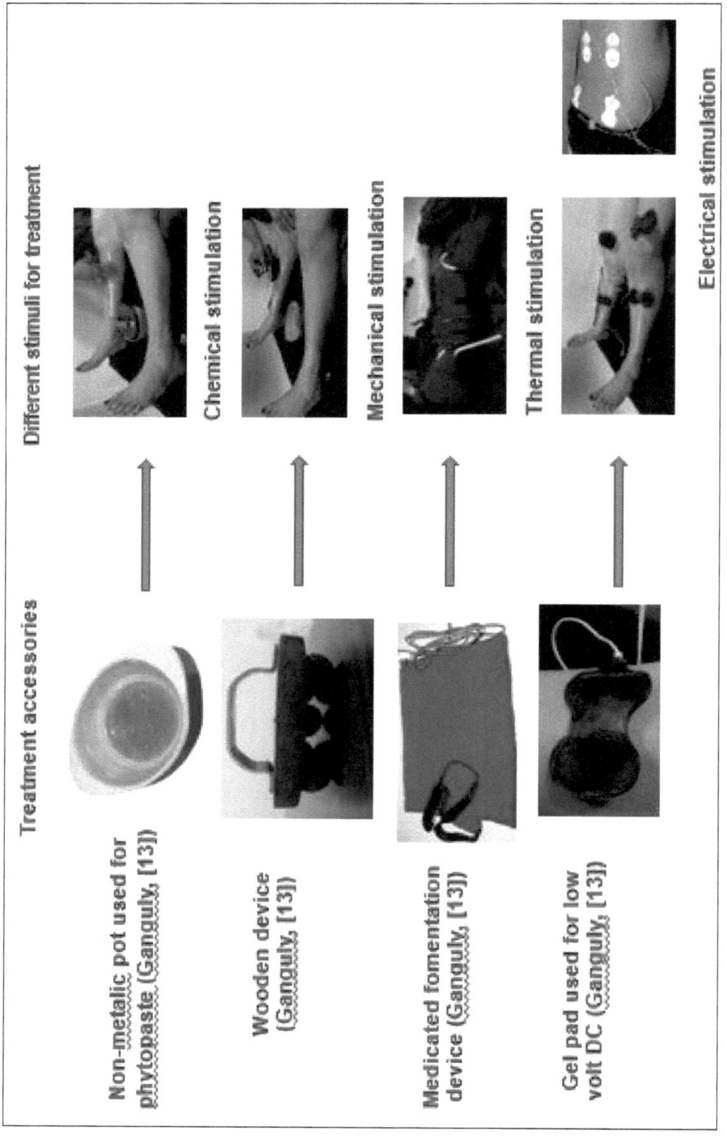

Rysunek 4: Różne akcesoria z procesami terapeutycznych bodźców

2.14 Wpływ bodźców chemicznych, mechanicznych, termicznych i elektrycznych stosowanych w protokole obróbki

Za pomocą teorii bodźców chemicznych, mechanicznych, termicznych i elektrycznych wzmacnia się siłę mięśni i przepływ krwi na różnych organach.

Do stymulacji chemicznej : Podczas aplikacji pasty, fitozwiązki mogą łatwo przenikać przez rozszerzone pory skóry w procesie dyfuzji i przeniknąć do różnych tkanek, gruczołów i organów ciała oraz dotrzeć do poziomu kości. Ponownie za pomocą ekstrotermicznych reakcji egzergonicznych *(rodzaj reakcji chemicznej),* architektura i procesy metaboliczne skurczu mięśnia są osiągane przez fitochemikalia - podlegające tężcowi (*występuje, gdy jednostka ruchowa została maksymalnie pobudzona przez swój neuron ruchowy*) mięśni. Dlatego też natychmiast po uwolnieniu skurczu znacznie zwiększa się przepływ krwi, a dopływ tlenu jest większy niż w stanie spoczynku mięśnia, ponieważ mięsień zamienia energię chemiczną na mechaniczną.

Do stymulacji mechanicznej *:* Podczas stymulacji mechanicznej, skurcz mięśni w organizmie jest zazwyczaj wywoływany przez impulsy nerwowe wygenerowane na płytach końcowych, czyli w miejscu w mięśniu, gdzie nagie osiowanie nerwu ruchowego kończy się przebiciem sarkolemmy mięśnia. Tak więc tężec w mięśniach podnosi się na skutek zjawisk mechanicznych. Fala poprzeczna została opracowana za pomocą manipulacji końcówką trzech palców, a także opracowanego w tym celu urządzenia drewnianego z "teorią masażu tkanki łącznej" i "teorią manipulacji stawami kręgosłupa". Drewniane urządzenie stosowane jest w celu uniknięcia wytwarzania statycznego prądu elektrycznego, który powstaje w wyniku ręcznego manipulowania powierzchnią skóry, a także w celu utrzymania równomiernego nacisku na ściśnięte korzenie nerwowe. Dlatego też równomierny poprzeczny masaż tkanki łącznej za pomocą stymulacji mechanicznej pomaga w pobudzeniu krążenia krwi, co powoduje rozluźnienie sztywnych i bolących mięśni, a także rozproszenie zakrzepłej krwi i wysięku, które mogą być obecne w dotkniętym obszarze (obszarach). Ponadto wiele tkanek i układów funkcjonalnych jest tylko w niewielkim stopniu lub wcale nie jest wrażliwych na pojedynczy bodziec, chyba że są one stosowane wielokrotnie i przez wystarczająco długi czas razem z bodźcami chemicznymi i mechanicznymi. Aplikacja pasty (chemicznej) za pomocą końcówki trzech palców i urządzenia drewnianego (mechanicznego) służą temu celowi jako główne funkcje rdzenia kręgowego, który składa się z dwóch rodzajów ścieżek nerwowych - sensorycznej i motorycznej, są przewodzeniem pobudzenia (impulsu nerwowego) i odruchu aktywnego. Impulsy są przekazywane do rdzenia kręgowego z obwodów (tj. skóry, mięśni itp.) wzdłuż wznoszących się dróg do mózgu. Segmenty tartaku i sakralne rdzenia kręgowego zawierają środki mięśni miednicy i mięśni kończyn.

Do stymulacji termicznej : W trakcie badań stwierdzono, że równomierny, powolny, stały i stopniowy wzrost temperatury do określonego stopnia (w przeciwieństwie *do nagłego i nieregularnego ciepła powszechnie stosowanego)* zapewnia uzdrowienie i skuteczność od bólów i cierpień, ponieważ zmienia miejscowy przepływ krwi i rozprasza bóle, ponieważ drogi sygnałów cieplnych i sygnałów bólowych są prawie takie same. Dlatego do stymulacji termicznej została zaprojektowana specjalna podkładka o wyżej wymienionych właściwościach. Liczba poduszek jest owijana od początku do wprowadzenia wszystkich mięśni wpływających na ruch w stawach kolanowych w różnych pozycjach, takich jak grzbietowa, skłonna do kontralaterii prawej, lewej kontralaterii, prawej kontralaterii krzyżowej i lewej kontralaterii krzyżowej, na skórze, po nałożeniu na nią pasty o składzie fitochemicznym w proporcji zależnej od ilości uszkodzonych mięśni w maksymalnej granicy temperatury przy 1060 F (^{410} C) przechodzącej przez różne ośrodki utworzone w poduszce. W przypadku ładunków termicznych skurczu mięśni ciepło wytwarzane jest w trakcie aktywności mięśniowej w dwóch fazach, tj. ciepło początkowe, które wytwarzane jest podczas reakcji mechanicznej w jednym skurczu i składa się z ciepła aktywacji, ciepła skracania oraz ciepła konserwacji i ciepła odzyskiwania, które powstaje po zakończeniu reakcji mechanicznej w niewielkim stopniu i przez długi czas.

W przypadku braku tlenu, ciepło odzyskane jest zmniejszane, ale w obecności tlenu, całkowite ciepło odzyskane jest równe sumie całkowitego ciepła początkowego i wykonanej pracy. Ponadto, całkowita energia uwolniona w skurczu mięśni (E) jest równa sumie aktywacji ciepła (A), wykonanej pracy (W) i ciepła skracania (ax). Ta relacja jest prawdziwa dla całego skurczu i dla każdej jego części. Ponadto, biorąc pod uwagę różne aspekty stymulacji mięśni, takie jak lokalne stan pobudzenia, propagator stan pobudzenia, zakwaterowanie, później dodawanie, chronaksja, częstotliwość stymulacji, odpowiednie pobudliwości, ślinotok, hamowanie i oporny okres, połączone bodźce chemiczne (fitopaste) i termiczne (poprzez zaprojektowane podkładki) są stosowane w celu osiągnięcia optymalnego zachowania funkcjonalnego mięśni i tkanek.

Do stymulacji elektrycznej: Gdy prąd elektryczny o niskiej częstotliwości, o tej samej ilości, co prąd elektryczny o tej samej ilości, który płynie w organizmie człowieka, jest podawany do organizmu przez mikrokomputerowy stymulator mięśni o niskiej częstotliwości, prowadzony przez baterię 9 V DC o częstotliwości 1,5 -75 Hz, o sile [100] z sześcioma rodzajami wzorców stymulacji, takich jak funt (uczucie silnego uderzenia), pocieranie, bicie, masaż, luzowanie i funt (uczucie stukania). Nerwy są stymulowane, pojawiają się ruchy mięśni, a przepływ krwi jest wspomagany.
[Źródło: Ganguly et.al, International Journal of Phytomedicine 6(4) 489- 509]

2.15 Wymóg zaprogramowanych pozycji posturalnych dla regimentacji siły nerwowo-mięśniowej

Ogólnymi cechami wszystkich tkanek mięśniowych są pobudliwość, przewodność, kurczliwość, elastyczność i lepkość. W każdej komórce mięśniowej lub błonniku znajdują się miliardy włókien białkowych lub miofibrylatorów. W mięśniach tych dostarczane są zarówno nerwy współczulne, jak i somatyczne (obwodowe). Włókna mięśniowe i nerwowe mogą być stymulowane chemicznie, mechanicznie, termicznie i elektrycznie [54]. Za pomocą tych fizjologicznych właściwości poszczególnych czynności mięśnia lub gałęzi mięśni były aktywowane od miejsca ich powstania do miejsca wprowadzenia poprzez zastosowanie różnych bodźców z zaprogramowanymi pozycjami posturalnymi w celu zwiększenia napięcia mięśni i krążenia krwi w różnych narządach oraz usunięcia sztywności mięśni, stanów zapalnych, krzepnięcia krwi lub wysięków w dotkniętym obszarze (s). Podczas zmian OAD uszkodzone zostały mięśnie i związane z nimi nerwy boczne, środkowe, przednie i tylne części pleców, ud, stawów kolanowych i podudzi. Nie można było jednak osiągnąć żadnego skutecznego rezultatu poprzez zwykłe miejscowe zastosowanie środków fitochemicznych (stymulacja chemiczna), urządzeń leczniczych fomentation (stymulacja termiczna), urządzenia drewnianego i ręcznego (stymulacja mechaniczna) oraz stymulatora mikro mięśni (stymulacja elektryczna) tylko w sposób przypadkowy na obszarach bólu [15]. Autor zidentyfikował już sześć pozycji posturalnych, takich jak: supina, skłonna, prawa i lewa strona kontralateralna oraz prawa i lewa strona kontralateralna poprzeczna, w celu odżywienia grupy mięśni wraz z ich odpowiednimi nerwami od miejsca pochodzenia do miejsca wstawienia, które mają być odsłonięte w różnych pozycjach posturalnych, jak to opisano w poprzednich badaniach [14-15]. Specjalne sześć pozycji posturalnych podczas leczenia fitoterapeutycznego przedstawiono na rycinie **5A do 5F**.

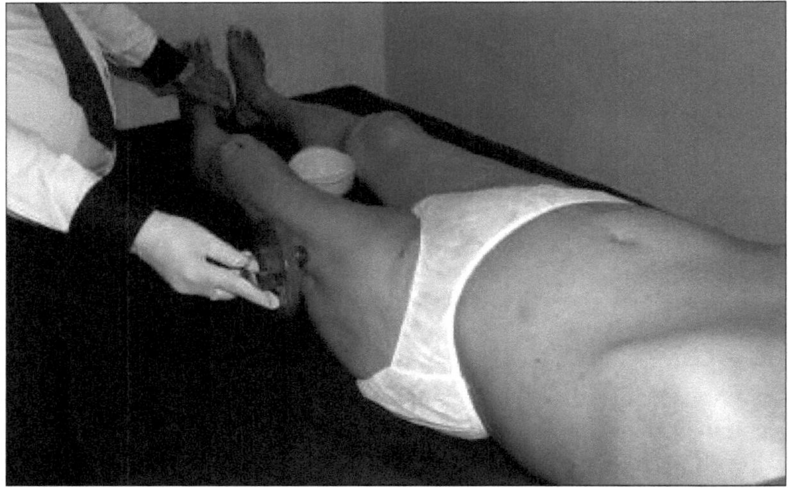

Rysunek 5A: Położenie supersamochodu

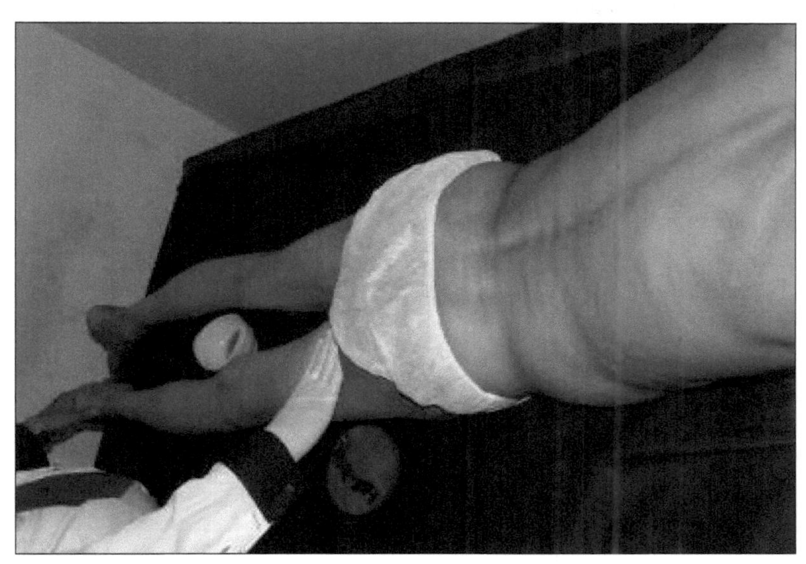

Rysunek 5B: Położenie podatne

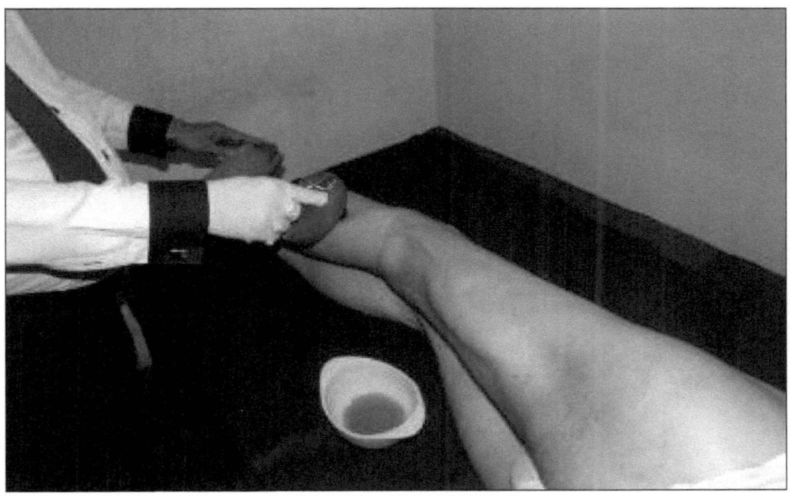

Rysunek 5C: Prawostronne położenie konralataralne

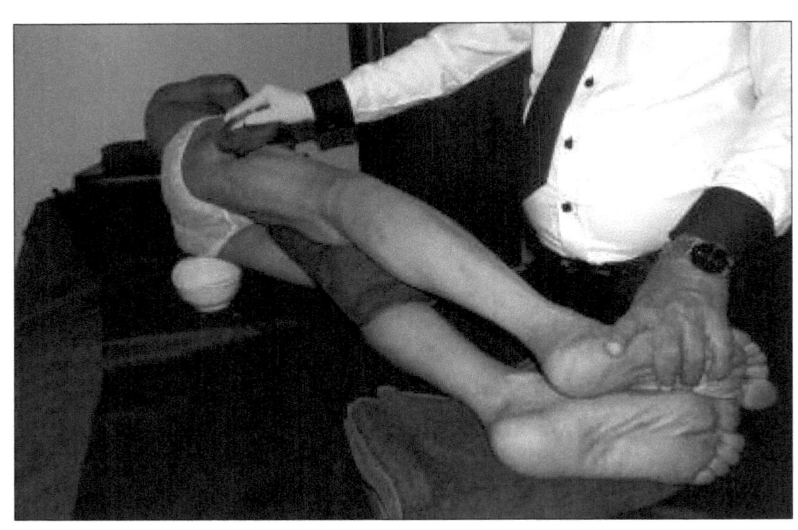

Rysunek 5D: Pozycja lewego konralatara w lewo

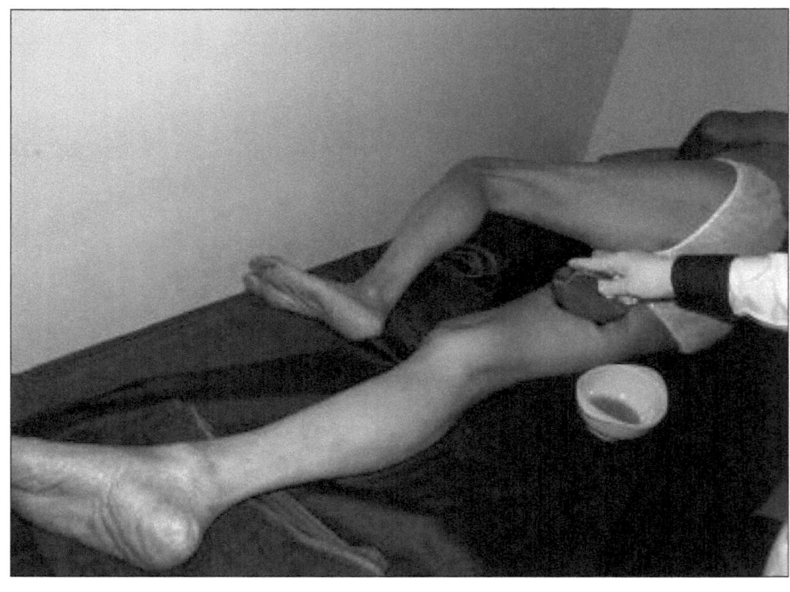

Rysunek 5E: Położenie prawego skrzyżowania krzyża poprzecznego

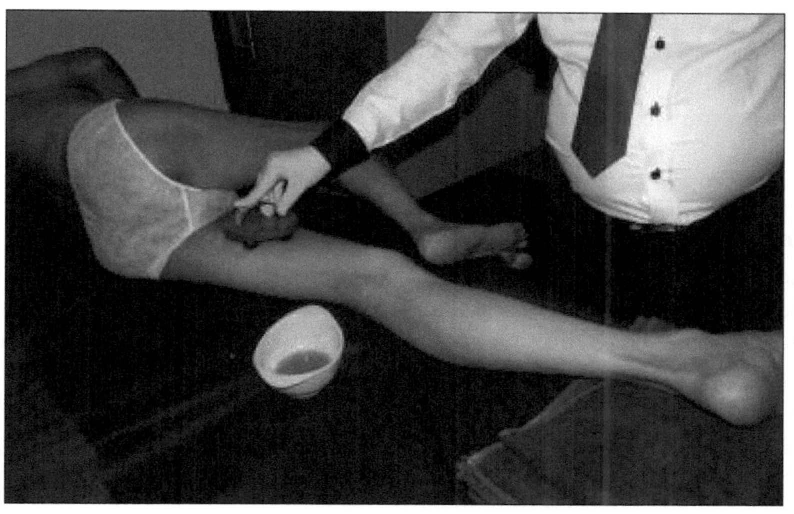

Rysunek 5F: Położenie lewego skrzydła krzyża poprzecznego

2.16 Przyczyny wyboru różnych pozycji posturalnych w leczeniu

Pozycja zwierzchnia : W celu odżywienia mięśni wraz z towarzyszącymi im nerwami przedniej części uda, takimi jak prostnica udowa, vastus lateralis, vastus medialis, vastus intermedius, sartorius (część obszaru pochodzenia) oraz mięśni przedniej części podudzi, takich jak piszczelowy przedni, extensor hallucis longus i extensor digitorum longus, a także w celu odżywienia aorty degresywnej i żyły głównej dolnej, pacjent proszony jest o położenie się w pozycji leżącej, a następnie nakładanie pasty fitochemicznej za pomocą czubka trzech palców i drewnianego urządzenia. Następnie, zgodnie z zaprogramowaną sekwencją w pierwszej fazie leczenia, na mięśnie dolnej części pleców i jedną z nóg, w prawo lub w lewo, owija się wymaganą liczbę leczniczych urządzeń fomentujących. Na koniec, w drugiej fazie zabiegu, w określonych pozycjach stosuje się stymulator mięśni na baterie o maksymalnym czasie trwania 5-10 minut.

Pozycja podatna : Odżywianie mięśni wraz z towarzyszącymi im nerwami tylnej części uda, takimi jak semitendinosus, długa głowa bicepsa udowego, vastus lateralis, semimembranosus, przywodziciel magnus, gluteus maximus i medius oraz tylna część dolnej części nogi, takie jak gastrocnemus i ścięgno achilies (triceps surae, część), flexor digitorium, flexor hallucis, a także w celu odżywienia żyły głównej dolnej, pacjent proszony jest o położenie się w pozycji skłonnej. Następnie stosuje się wymaganą fitoterapię zgodnie z zaprogramowaną sekwencją leczenia wraz z bodźcami chemicznymi, mechanicznymi, termicznymi i elektrycznymi tam, gdzie jest to konieczne.

Prawa i lewa strona przeciwległa : W celu odżywienia mięśni wraz z towarzyszącymi im nerwami lewej bocznej części uda i bioder, takimi jak vastus lateralis, długa głowa bicepsa kości udowej, odbytnica kości udowej, przewód iliotibialny, napięta powięź lat, gluteus maximus, gluteus medius oraz mięśnie bocznej części podudzia, takie jak fibularis (peroneus) longus i brevis, soleus (triceps surae, część), achilies tendor, gastrocnemius (triceps surae, część) i extensor digitorium longus, zaleca się pacjentowi położenie się w pozycji przeciwnej do prawej. Następnie stosuje się wymaganą fitoterapię zgodnie z zaprogramowaną sekwencją leczenia wraz z bodźcami chemicznymi, mechanicznymi, termicznymi i elektrycznymi tam, gdzie jest to konieczne. Aby odżywić prawą stronę ciała, pacjent proszony jest o położenie się w pozycji lewego przeciwnego boku i odpowiednie leczenie.

Prawa i lewa strona przeciwległa : Odżywianie mięśni wraz z towarzyszącymi im nerwami części środkowej uda, takimi jak vastus medialis, satorius, gracilis, semimembranosus, semitendinosus, przywodziciel magnus oraz mięśni części środkowej podudzia, np. gastrocnemius (triceps surae, część), flexor digitorium longus, soleus(triceps surae, part), ścięgno achilies (triceps surae, part) oraz nerw żyły głównej dolnej i jednocześnie odżywianie bocznej części przeciwległej nogi są leczone wspólnie, gdy pacjent jest proszony o położenie się w pozycji przeciwnej do prawej poprzecznej. Następnie stosuje się wymaganą fitoterapię zgodnie z zaprogramowanymi sekwencjami leczenia wraz z bodźcami chemicznymi, mechanicznymi, termicznymi i elektrycznymi tam, gdzie jest to kiedykolwiek konieczne. Aby w ten sam sposób odżywić mięśnie po przeciwnej stronie ciała, zaleca się pacjentowi położenie się w pozycji lewego skrzyżowania poprzecznego i odpowiednie leczenie.
[Źródło: Ganguly et al,International Journal of Phytomedicine 7(3)290 =301]

2.17 Okres leczenia

Okres leczenia został ustalony na 42 dni (jedna sesja w klinice i dwie sesje dziennie w domu w odstępie co najmniej dwóch godzin) lub 90 dni w domu (trzy sesje dziennie w odstępie co najmniej dwóch godzin). W klinice, po zastosowaniu środków fitochemicznych zawierających pastę (wytworzona stymulacja chemiczna) za pomocą drewnianego urządzenia [13] i czubka trzech palców (wytworzona stymulacja mechaniczna), owinięto szereg leczniczych urządzeń fomentacyjnych [13] o kontrolowanej temperaturze 1060F (wytworzona stymulacja termiczna) od początków do wstawień nad mięśniami wpływających na ruchy stawów kolanowych i kręgosłupa dolnego w różnych pozycjach, takich jak: grzbietowa, skłonna, prawo- i lewostronna oraz prawo- i lewostronna poprzeczna w pierwszej fazie leczenia [13-15]. Następnie poczekał na jakiś czas na drugą fazę leczenia. W przeciwnym razie mięśnie nie byłyby podekscytowane. W drugiej fazie leczenia na różne tkanki łączne przez skórę przez maksymalny okres 5-10 minut nakładano komputerowy stymulator mięśniowy zasilany baterią 9-woltowego prądu stałego (wytworzona stymulacja elektryczna), co pozwoliło na rozproszenie zakrzepłej krwi lub wysięków, które mogą być obecne w miejscu (miejscach) dotkniętym chorobą. Podczas 42 sesji leczenia w klinice lub 90 dni w domu wybrano tylko dwie różne pozycje posturalne z zaprogramowanych sekwencji różnych pozycji posturalnych, które zostały ustalone zgodnie z warunkami chorych OAD [15]. W leczeniu domowym 90-dniowym tylko preparaty fitotochemiczne zawierały pastę za pomocą drewnianego urządzenia i końcówki trzech palców mają być nakładane trzy razy dziennie z zaprogramowanymi sekwencjami różnych pozycji posturalnych podawanymi z wyprzedzeniem w zależności od warunków OAD chorego [15]. Co 30 dni w odstępie czasu każdy pacjent był proszony o wizytę w klinice w celu dokonania przeglądu. Czasami, w zależności od nasilenia bólu oraz warunków deformacji, kolejność zaprogramowanych pozycji posturalnych była ograniczona do dwóch pozycji w jednej sesji. Powyższy zabieg był obowiązkowy trzy sesje dziennie w domu w odstępie co najmniej dwóch godzin z zalecaną ilością pasty zawierającej fitochemikalia. Ponadto, w oparciu o obserwacje dotyczące optymalnych wyników wypróbowanych wcześniej na ponad stu pacjentach, opracowano jako poniżej przyczyny wybranych 42 dni leczenia w klinice lub 90 dni w domu:

a) jeśli mamy "pęknięcie w kości", potrzeba minimum 42-90 dni, aby wyleczyć kość poprzez odkładanie się organicznego związku wapnia i innych składników na dotkniętym obszarze. W obecnym protokole leczenia dodatkowe odkłady wapnia i innych związków zostały rozproszone z obszarów dotkniętych chorobą i nastąpiła regeneracja mięśni. Zmiana niektórych parametrów biochemicznych i patologicznych w surowicy potrzebna jest również przez minimalny okres 42-90 dni.

b) W klinice w trakcie 42 sesji stosowano cztery rodzaje bodźców (chemiczne, mechaniczne, termiczne i elektryczne), a po każdych siedmiu sesjach przeprowadzano przeglądy, podczas których programy leczenia mogły być modyfikowane zgodnie z wzorcami poprawy danego pacjenta, ale w przypadku leczenia domowego stosowano tylko dwa rodzaje bodźców (chemiczne i mechaniczne) i dokonywano przeglądu postępów po każdych 30 dniach (łącznie 90 sesji), a zatem okres leczenia różnił się od 42 dni osób, które były leczone raz w klinice i 90 dni w domu.

Jednak w przypadku profilaktyki wczesnego stadium OAD wykrytego za pomocą pomiarów anatomicznych, parametrów biochemicznych lub obrazów radiologicznych, wymagane jest jedynie 28 dni (4 tygodnie) zakładowej fitoterapii. Kolejność zabiegów będzie wynosić 3 sesje dziennie z dwoma rodzajami bodźców (chemiczny i mechaniczny), co zostało zestawione w **tabeli 2**.

Należy zauważyć, że:

- Miejscowe stosowanie fitomedycyny w różnych pozycjach posturalnych opierało się na obserwacjach wypróbowanych wcześniej u ponad stu pacjentów w celu uzyskania optymalnych efektów.
- W zależności od nasilenia bólu oraz warunków deformacji, leczenie w pozycjach posturalnych może być modyfikowane, jak pokazano w tabeli 2.
- W przypadku leczenia kręgosłupa szyjnego, lędźwiowego i obu stawów kolanowych czas trwania pojedynczej sesji nie przekraczałby godziny, a w przypadku stawów pleców i kolan nie przekraczałby 45 minut. Należy pamiętać, że stosowanie fitomedycyny nie jest masażem olejkowym. Przygotowany fitopaste należy nałożyć na skórę za pomocą czubka trzech palców, a następnie za pomocą drewnianego urządzenia lub za pomocą czubka trzech palców należy nałożyć kolistymi ruchami. Zwijanie mięśni jak masaż jest surowo zabronione.

- W klinice zastosowano stymulację termiczną za pomocą leczniczych urządzeń fomentyzacyjnych (MFD) oraz stymulację elektryczną za pomocą komputerowej stymulacji mięśni niskiej częstotliwości (LFMS) na skórze w różnych częściach ciała w dwóch zaprogramowanych pozycjach posturalnych, jak wskazano poniżej.

Tabela 2. Zaprogramowana kolejność zabiegów z pozycją posturalną

Tydzień	W klinice lub w domu	W domu	
	1. sesja	**2. sesja**	**3. sesja**
1. tydzień	• Pozycja lewego ramienia dla prawej nogi • Pozycja podatna dla lewej nogi	• Pozycja lewego ramienia dla prawej nogi • Pozycja podatna dla lewej nogi	• Pozycja lewego ramienia dla prawej nogi • Pozycja podatna dla lewej nogi
2. tydzień	• Pozycja podatna dla prawej nogi • Pozycja lewa przeciwna do lewej nogi	• Prawa poprzeczna dla prawej nogi • Pozycja lewego ramienia na lewą nogę	• Lewy Skrzyżowanie dla lewej nogi • Prawostronne dla prawej nogi
3. tydzień	• Lewy przekrój poprzeczny dla lewej nogi • Pozycja lewego ramienia dla prawej nogi	• Lewy przekrój poprzeczny dla lewej nogi • Pozycja podatna dla prawej nogi	• Prawostronne dla prawej nogi • Pozycja lewego ramienia na lewą nogę
4. tydzień	• Prawostronne dla prawej nogi • Pozycja podatna dla lewej nogi	• Lewy kontralateralny dla lewej nogi • Pozycja lewego ramienia dla prawej nogi	• Lewy przekrój poprzeczny dla lewej nogi • Pozycja podatna dla prawej nogi
5. tydzień	• Prawa poprzeczna dla prawej nogi • Lewy przekrój poprzeczny dla lewej nogi	• Pozycja podatna dla lewej nogi • Pozycja lewego ramienia dla prawej nogi	• Pozycja lewego ramienia na lewą nogę • Pozycja podatna dla prawej nogi
6. tydzień	• Lewy przekrój poprzeczny dla lewej nogi • Prawostronne dla prawej nogi	• Prawa poprzeczna dla prawej nogi • Pozycja lewego ramienia na lewą nogę	• Lewy kontralateralny dla lewej nogi • Pozycja podatna dla prawej nogi

7. tydzień	• Pozycja lewego ramienia na lewą nogę • Prawa poprzeczna dla prawej nogi	• Pozycja podatna dla prawej nogi • Lewy przekrój poprzeczny dla lewej nogi	• Pozycja lewego ramienia dla prawej nogi • Pozycja podatna dla lewej nogi
8. tydzień	• Pozycja podatna dla prawej nogi • Lewy przekrój poprzeczny dla lewej nogi	• Prawa poprzeczna dla prawej nogi • Pozycja lewego ramienia na lewą nogę	• Pozycja lewego ramienia dla prawej nogi • Pozycja podatna dla lewej nogi
9. tydzień	• Pozycja lewego ramienia dla prawej nogi • Pozycja podatna dla lewej nogi	• Pozycja lewego ramienia na lewą nogę • Pozycja podatna dla prawej nogi	• Lewy przekrój poprzeczny dla lewej nogi • Prawa poprzeczna dla prawej nogi
10. tydzień	• Prawa poprzeczna dla prawej nogi • Lewy kontralateralny dla lewej nogi	• Lewy przekrój poprzeczny dla lewej nogi • Pozycja lewego ramienia dla prawej nogi	• Pozycja lewego ramienia na lewą nogę • Pozycja podatna dla prawej nogi
11. tydzień	• Pozycja lewego ramienia dla prawej nogi • Pozycja podatna dla lewej nogi	• Pozycja podatna dla prawej nogi • Pozycja lewego ramienia na lewą nogę	• Prawostronne dla prawej nogi • Lewy przekrój poprzeczny dla lewej nogi
12. tydzień	• Lewy kontralateralny dla lewej nogi • Pozycja lewego ramienia dla prawej nogi	• Prawa poprzeczna dla prawej nogi • Lewy przekrój poprzeczny dla lewej nogi	• Pozycja lewego ramienia dla prawej nogi • Prawa poprzeczna dla lewej nogi
13. tydzień	• Pozycja lewego ramienia na lewą nogę • Pozycja podatna dla prawej nogi	• Pozycja podatna dla lewej nogi • Pozycja lewego ramienia dla prawej nogi	• Lewy przekrój poprzeczny dla lewej nogi • Pozycja podatna dla prawej nogi

2.18 Analiza statystyczna

Interpretacja statystyczna została przeprowadzona przy pomocy oprogramowania (Microsoft Excel, wersja 8.1 z pakietem narzędzi addon). Dane uzyskane dla R2 (współczynnik korelacji) dla wszystkich pomiarów anatomicznych (KGB, DTM, DCM, DAP, DBP, KFS, KFP, KFSt., KES, KEP i KESt.) oraz testu student- t dla parametrów biochemicznych (CRP, CPK-MM i aldolaza - A), podskal BMI i WOMAC Index zostały uwzględnione z istotnymi wartościami na poziomie P <0,05 wśród dwóch zmiennych do pomiaru różnych parametrów poprawy pacjentów OAD.

3. WYNIKI

Obecne wyniki wskazują na odzyskanie siły i mocy mięśni po badaniu pomiarów anatomicznych, zakres ruchów zarówno w zgięciach jak i rozciągnięciach w różnych pozycjach posturalnych dla obu nóg posiadających OAD, a także wykazały poprawę tempa stawów między kośćmi stawów kolanowych i usunięcie zwapnień / osteofitów z dotkniętych obszarów, co wynika z obrazów radiologicznych na obu stawach kolanowych w porównaniu z pozycją wyjściową (0 siedzącą) i 42. siedzącą leczenia.

3.1 Parametry anatomiczne

Na rysunkach od 6 do 16 wyraźnie zaznaczono znaczenie malejących i rosnących wartości w porównaniu do wartości wyjściowych i 42. sesji leczenia. Jednocześnie wykazano, że OAD ze szczególnym uwzględnieniem deformacji stawów kolanowych może być korygowany jako symetryczny, gdy fitokonstytucje są stosowane w tropikach przy użyciu specjalistycznych metod leczenia. Normalizacja jest potwierdzona w obecnych wynikach pomiarów anatomicznych, parametrów biochemicznych i obrazów radiologicznych.

W cechach anatomicznych, pomiary KGB dla obu stawów kolanowych były różne z powodu zniekształceń OAD w stawach kolanowych, jak pokazano na wykresie (**Rysunek 6**). W tym badaniu wartości średniego i standardowego odchylenia (S.D.) KGB dla stawu kolanowego prawego i lewego pacjenta (216) zostały zanotowane na danych wyjściowych odpowiednio jako 6,62 ± 1,23 cm i 6,33 ± 1,04 cm i znacząco spadły przy wartości współczynnika korelacji na poziomie 96% w porównaniu z 42 posiedzeniami, przy czym wartości dla każdej prawej i lewej nogi wynosiły 2,81 ± 0,49 cm i były symetryczne, jak pokazano na wykresie **(ryc. 6).**

W badaniu tym wartości odchylenia średniego i standardowego (SD) KFS dla prawej i lewej nogi u 216 pacjentów obojga płci zanotowano dla danych wyjściowych odpowiednio jako 116,16 ± $6,^{220}$ i 113,84 ± 7,480 i znacząco wzrosły przy wartości współczynnika korelacji 96% w porównaniu z 42. siedzącą, przy czym wartości każdego z prawych i lewych stawów kolanowych wynosiły 140,27 ± 1,990 i były symetryczne, jak pokazano na wykresie **(ryc. 7)**.

W tym badaniu wartości średniego i standardowego odchylenia (SD) KFP dla prawej i lewej nogi połączonych pacjentów (216) zostały zarejestrowane dla danych wyjściowych odpowiednio jako 104,73±$9,^{360}$ i 103,56 ±$8,^{080}$ i znacząco wzrosły przy wartości współczynnika korelacji na poziomie 97% w porównaniu z 42. siedzeniem, przy czym wartości każdego stawu kolanowego wynosiły 132,96 ±3,850 i obserwowano ich symetryczność, jak przedstawiono na wykresie **(ryc. 8)**.

Stwierdzono, że wartości średniego i standardowego odchylenia KFSt. dla prawej i lewej nogi połączonych pacjentów, wynoszące 216 na linii podstawowej, wynosiły odpowiednio 96,14 ±8,640 i 95,59 ±7,870 i znacząco wzrosły przy wartości współczynnika korelacji (R2) na poziomie 94% w porównaniu z 42. siedzeniem, przy czym wartości każdego stawu kolanowego wynosiły 131,65 ± 4,180 i były symetryczne, jak przedstawiono na wykresie **(ryc. 9)**.

W tym badaniu pozostałe pomiary anatomiczne, tj. wysunięcie kolana w pozycji leżącej, skłonnej i stojącej dla obu nóg, różniły się z powodu OAD, w tym deformacji żylaków i/lub koślawości, jak przedstawiono na wykresach **(ryc. 10-12)**.

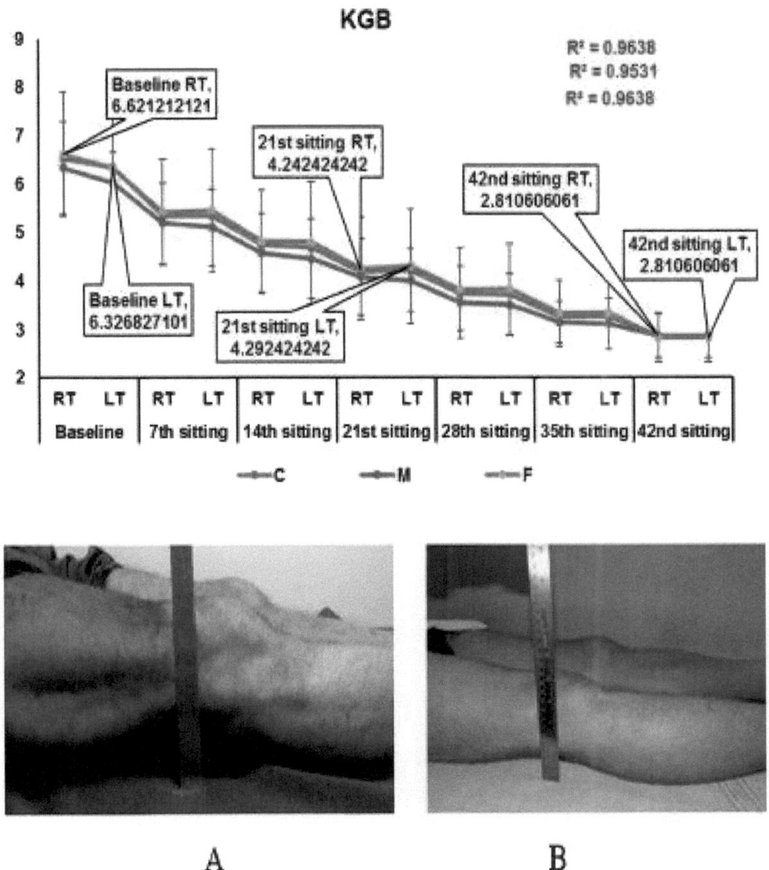

Rysunek 6: Szczelina kolanowa między krótką głową bicepsa kości udowej a powierzchnią łóżka. (KGB). A = przed leczeniem; B = po leczeniu

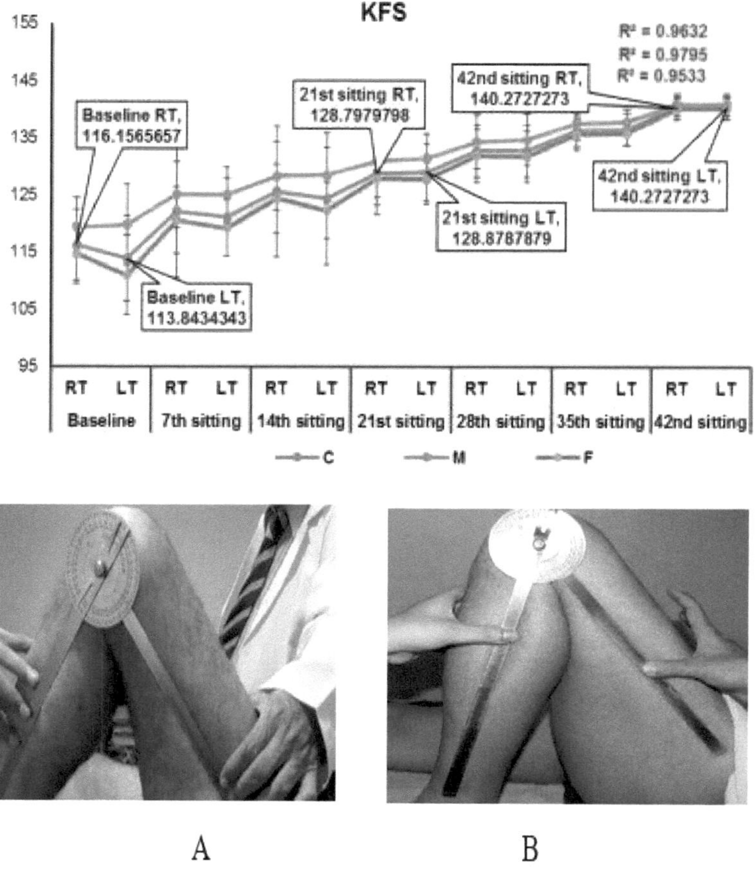

Rysunek 7: Zgięcie kolana w pozycji leżącej na plecach. A = przed leczeniem; B = po leczeniu

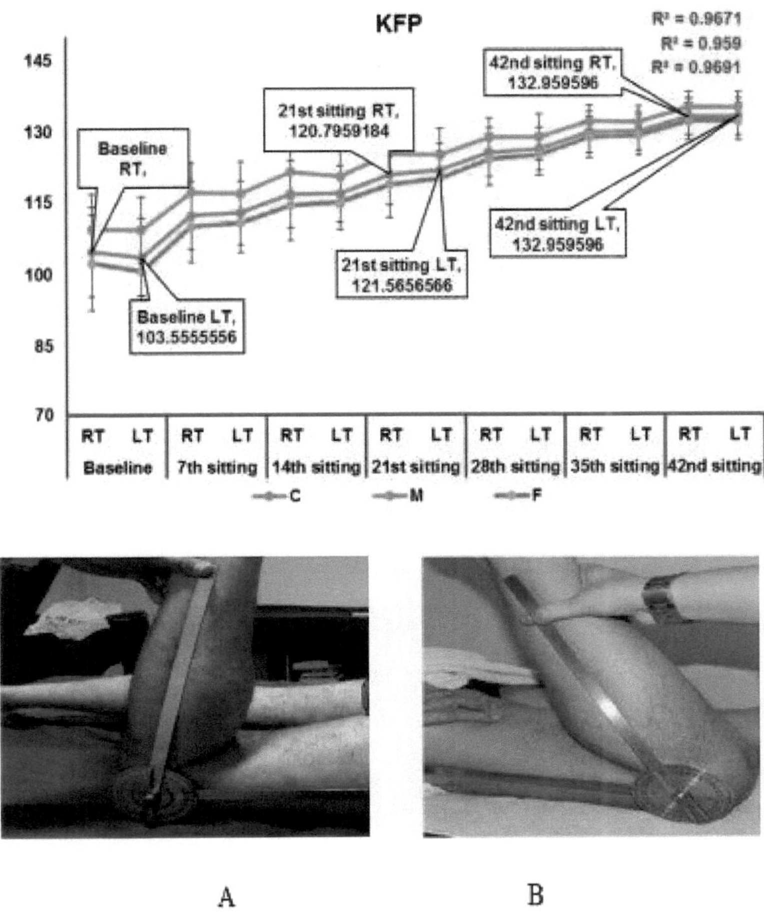

Rysunek 8: Zgięcie kolana w pozycji podatnej. A = przed leczeniem; B = po leczeniu

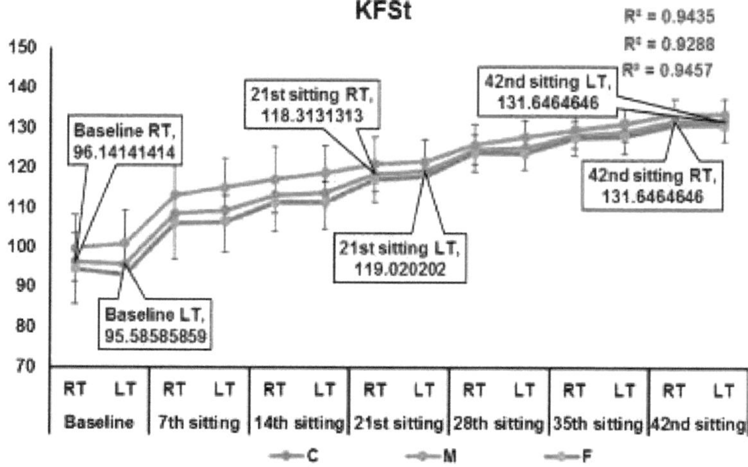

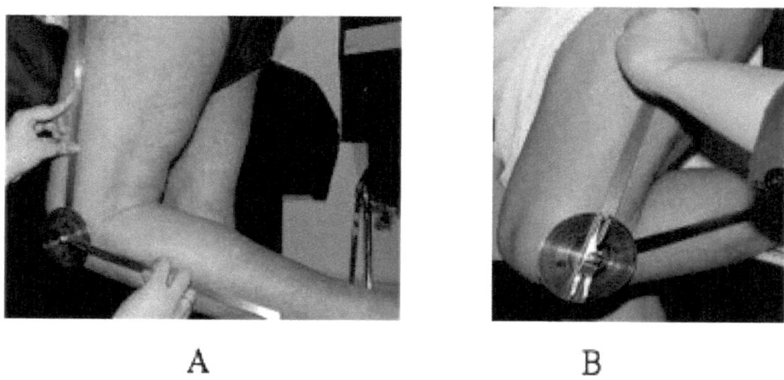

Rysunek 9: Zgięcie kolana w pozycji stojącej. A = przed leczeniem; B = po leczeniu

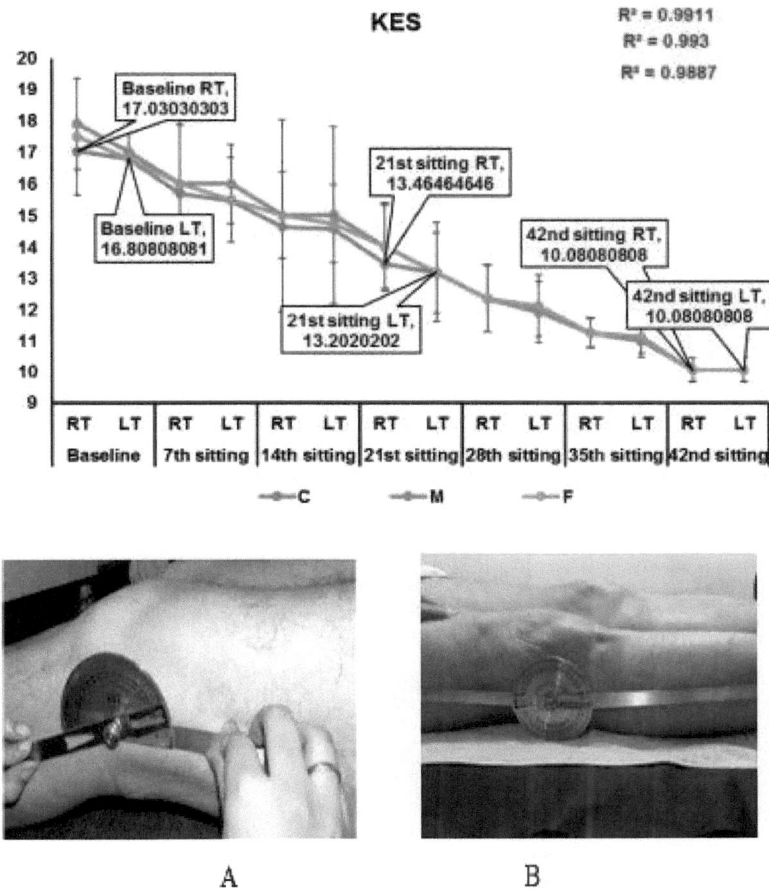

Rysunek 10: Wysuwanie kolana w pozycji leżącej na plecach. A = przed leczeniem; B = po leczeniu

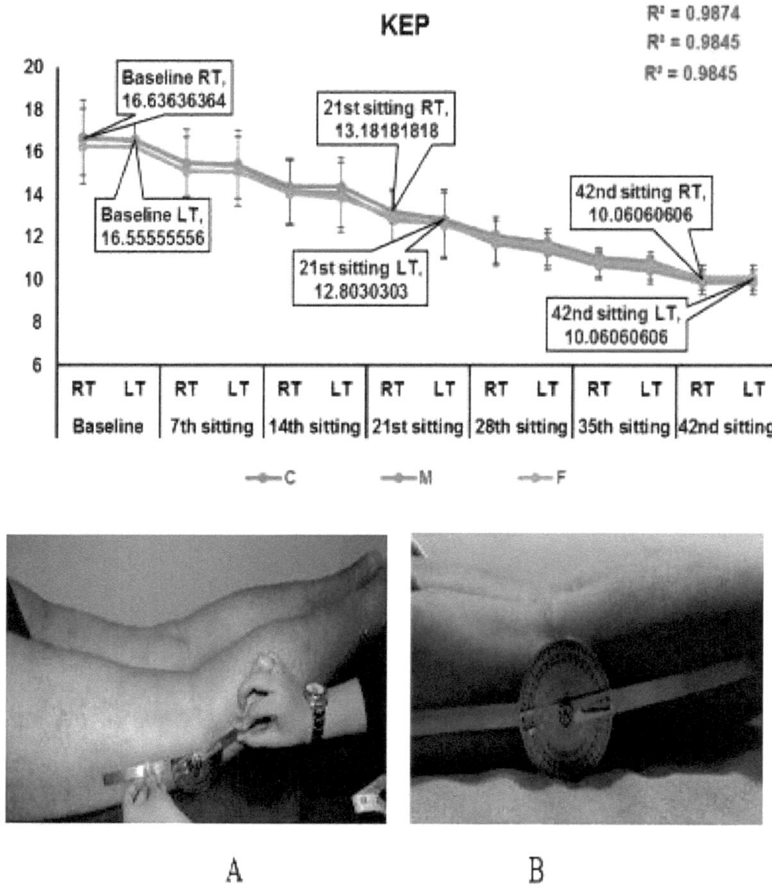

Rysunek 11: Wysuwanie kolana w pozycji podatnej. A = przed leczeniem; B = po leczeniu

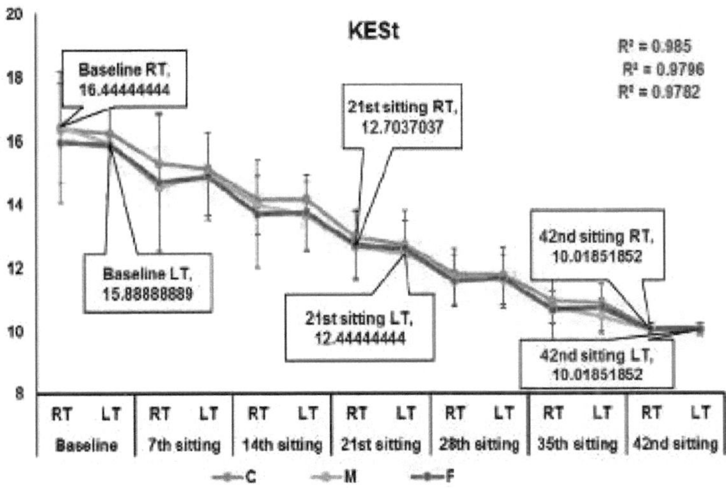

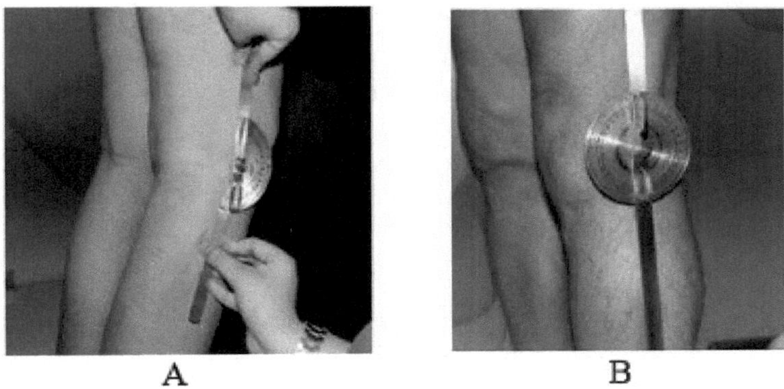

Rysunek 12: Wysuwanie kolana w pozycji stojącej. A = przed leczeniem; B = po leczeniu

W niniejszym badaniu zaobserwowano, że średnie i standardowe wartości odchylenia standardowego (SD) KES dla prawego i lewego stawu kolanowego u 216 pacjentów obojga płci na linii podstawowej wynosiły odpowiednio 17,03 ± 1,760 i 16,80 ± 1,370 i znacząco spadły przy wartości współczynnika korelacji (R2) na poziomie 99% w porównaniu z 42. siedzeniem, przy czym wartości każdego stawu kolanowego wynosiły 10,08 ± 0,39 ^{0} i były symetryczne, jak przedstawiono na wykresie **(ryc. 10).**

Stwierdzono ponadto, że średnie i standardowe wartości odchylenia standardowego (SD) KEP dla prawego i lewego stawu kolanowego u połączonych pacjentów (216) na linii podstawowej wynosiły odpowiednio 16,64 ± 1,^{750} i 16,56 ± 1,670 i znacząco spadły przy wartości współczynnika korelacji (R2) na poziomie 98% w porównaniu z 42. siedzeniem, przy czym wartości każdego ze stawów kolanowych wynosiły 10,06±0,170 i były symetryczne, jak pokazano na wykresie **(ryc. 11).**

Odnotowano również, że średnie i standardowe wartości odchylenia standardowego (SD) KESt. dla prawego i lewego stawu kolanowego u połączonych pacjentów na linii podstawowej wynosiły odpowiednio 16,44±1,^{750} i 15,89 ±1,670 i znacząco spadły przy wartości R2 na poziomie 98% w porównaniu z 42. siedzeniem, przy czym wartości dla każdego ze stawów kolanowych wynosiły 10,02 ± 0,^{120} i były symetryczne, jak pokazano na wykresie **(ryc. 12).**

Odnotowano również, że średnie i standardowe wartości odchylenia (SD) DTM dla prawej i lewej nogi połączonych pacjentów najpierw zmniejszyły się z 49,69 ± 5,65 cm i 49,40 ± 6,77 cm do 48,60 ± 5,66 cm i 48,60 ± 5,64 cm odpowiednio na $^{\text{21. siedzeniu}}$, a następnie wzrosły do 49,70 ± 5,70 cm dla obu nóg na 42. siedzeniu bez znaczącej wartości R2 na 0,009 i zaobserwowano, że są symetryczne dla obu nóg, jak przedstawiono na wykresie **(ryc. 13).**

Zauważono, że średnie i standardowe wartości odchylenia standardowego (SD) DCM dla prawej i lewej nogi połączonych pacjentów zostały obniżone z 35,70 ± 3,59 cm i 35,40 ± 4,13 cm odpowiednio do 34,2 ± 3,47 cm i 34,2 ± 3,43 cm na $^{\text{21. siedzeniu}}$, a następnie wzrosły do 35,30 ± 3,36 cm na 42. siedzeniu dla obu nóg bez żadnej znaczącej wartości R2 (0,036) i ostatecznie stały się symetryczne, jak pokazano na wykresie **(ryc. 14)**.

Zaobserwowano, że średnie i standardowe wartości odchylenia standardowego (SD) DAP dla prawej i lewej nogi połączonych pacjentów zostały obniżone do 41,7 ± 4,86 cm i 41,8 ± 5,07 cm odpowiednio z 43,50 ± 5,17 cm i 43,11 ± 6,02 cm na [21.] posiedzeniu, a następnie wzrosły do 42,50 ± 4,75 cm dla obu nóg na 42 posiedzeniach bez znaczącej wartości R2 wycenionej na 0,26 i zaobserwowano, że są symetryczne na końcu 42 posiedzeń, jak pokazano na wykresie **(ryc. 15).**

Zauważono również, że średnie i standardowe wartości odchylenia standardowego (SD) DBP dla prawej i lewej nogi połączonych pacjentów zostały obniżone z 35,60 ± 3,73 cm i 35,40 ± 4,47 cm na linii podstawowej do 34,2 ± 3,48 cm i 34,2 ± 3,48 cm na [21. posiedzeniu], a następnie wzrosły do 35,00 ± 3,29 cm na 42. posiedzeniu dla obu nóg bez żadnej znaczącej wartości R2 (0,26) zaobserwowanej jako symetryczna na końcu 42 posiedzeń, jak przedstawiono na wykresie **(ryc. 16).**

3.2 Przyczyny niedopasowania parametrów anatomicznych i odczucia bólu w chorobie zwyrodnieniowej stawów kolanowych (Knee-Osteoarthritis)

KGB : Pomiary odstępów kolanowych między punktem krótkiej głowy mięśnia dwugłowego kości udowej w bocznej części stawu kolanowego a powierzchnią łóżka (KGB) są różne dla prawej i lewej nogi, a przyczyny niedotykania tylnej części stawów kolanowych (okolice podkolanowe) na łóżku wynikają ze skumulowanego efektu marnowania mięśni rozległego bocznego stawu kolanowego, vastus medialis, przewód iliotibialny, zapalenie obszarów podkolanowych, sztywność odbytnicy udowej, zapalenie mięśni łącznych stawu, takich jak sartorius, gracilis, semimembranosus, semitendinosus w części środkowej stawu kolanowego oraz sztywność (zwapnienie) ruchu rzepki itp. Stało się tak z powodu długotrwałego stosowania podpór kolanowych, zastrzyków z kwasu hialuronowego lub kortykosteroidów albo artrocentez (aspiracji płynu stawowego) stosowanych do szybkiego zmniejszenia bólu i stanów zapalnych oraz z innych powodów.

DTM : Przyczyną niedopasowanych różnic między średnicami grupy mięśni ud (DTM) prawej i lewej nogi są skumulowane skutki marnotrawstwa mięśni / wybrzuszeń mięśni w tylnej części ud, takich jak odbyt kość udowa, vastus lateralis, vastus medialis, satorius (część powstałego obszaru) , semimembranosus, semitendinosus, długa głowa bicepsa kości udowej, w szczególności przywodziciel magnus. Ponadto zarówno korzenie nerwowe smimembranosusu, jak i semitendinosusu, czyli nerwu kulszowego (piszczelowego, L5, S1, S2), pochodzące z bulw kośćca kulszowego i wprowadzające do piszczeli (pes anserius), są ściskane. Pacjenci narzekają na odczuwanie ostrego lub łagodnego bólu tylko w okolicy tarcicy lub w jednym ze stawów kolanowych, chociaż w trakcie obserwacji fizykalnej i radiologicznej stwierdza się zmiany zwyrodnieniowe zarówno w okolicy tarcicy jak i stawów kolanowych.

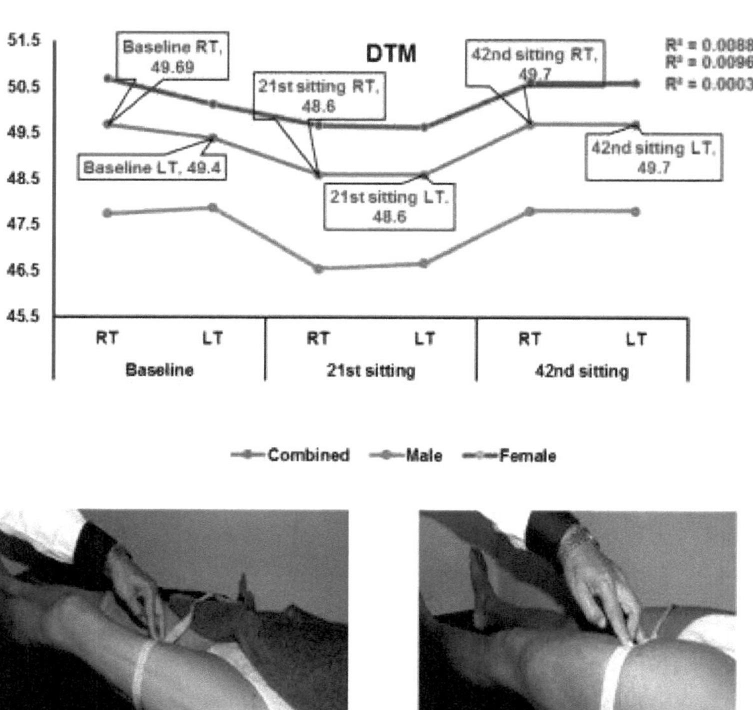

A B

Rysunek 13: Średnica grupy mięśni ud. A = przed leczeniem; B = po leczeniu

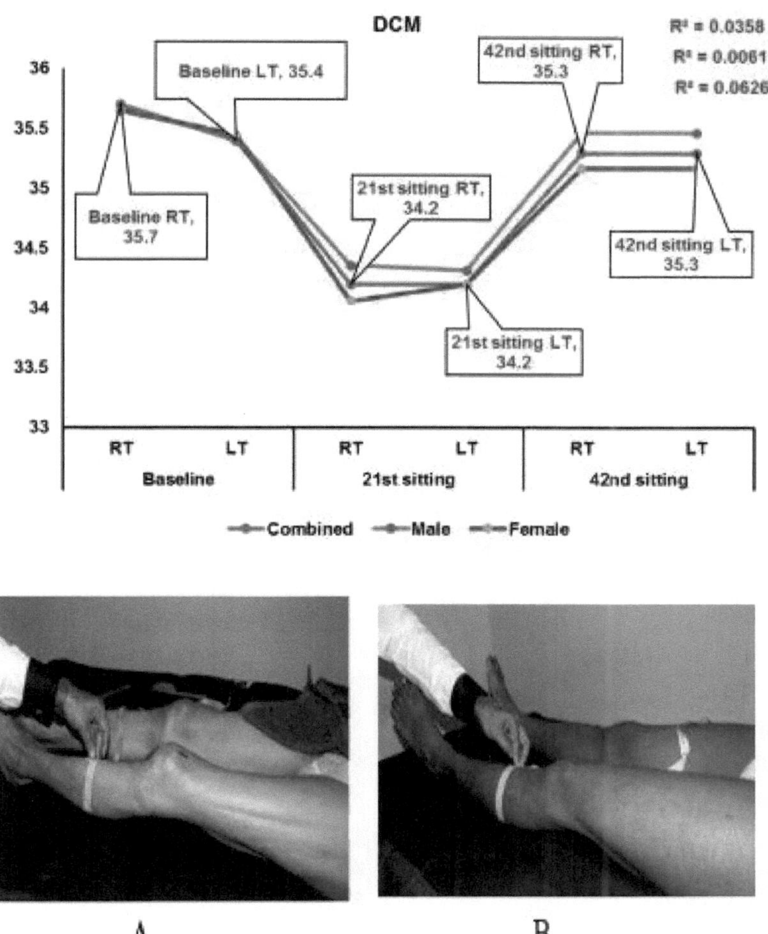

Rysunek 14: Średnica grupy mięśni łydek. A = przed leczeniem; B = po leczeniu

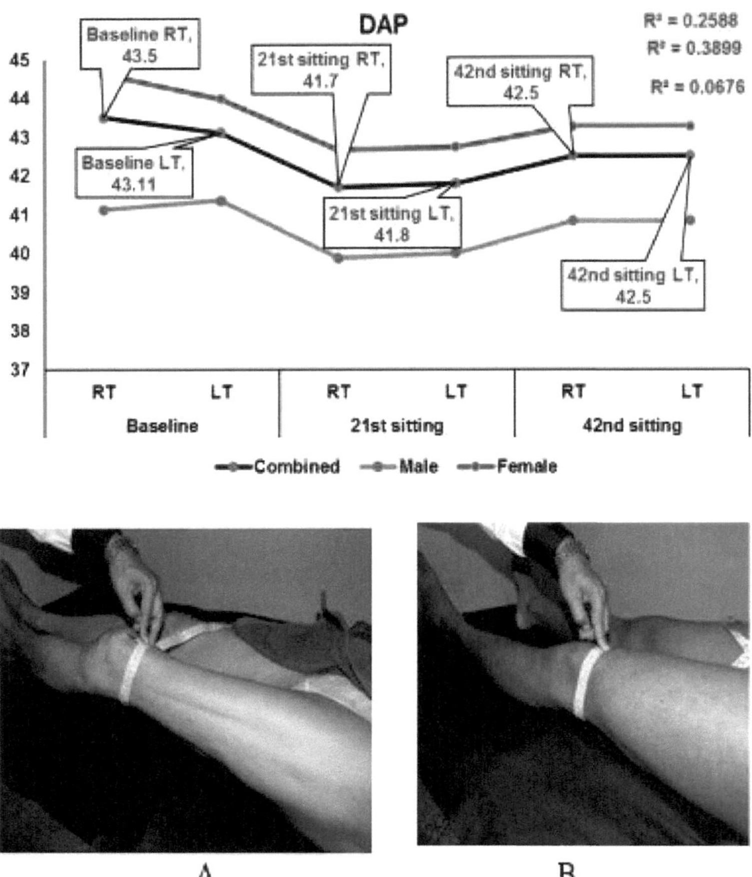

Rysunek 15: Średnica grupy mięśni połączonych ze stawem kolanowym powyżej rzepki. A = przed leczeniem; B = po leczeniu

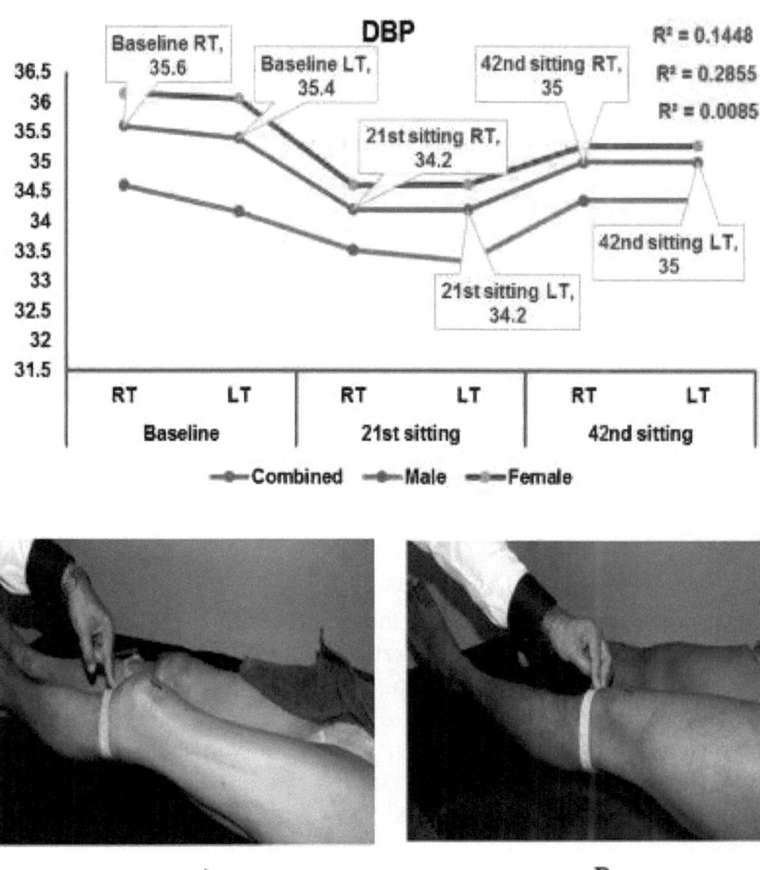

Rysunek 16: Średnica grupy mięśni połączonych ze stawem kolanowym poniżej rzepki. A = przed leczeniem; B = po leczeniu

DAP: Przyczyną niedopasowania średnic grupy mięśni połączonych ze stawem kolanowym, 4cm powyżej rzepki (DAP) prawej i lewej nogi są skumulowane skutki marnotrawstwa mięśni, zapalenia, wysięku lub zakrzepu krwi na skutek obrzęku żyły odpiszczelowej. Jednakże wszystkie cztery mięśnie, tj. sartorius, gracilis, semitendinosus, semimembranosus, są wprowadzane do piszczeli (pes anserinus), a u 90 % pacjentów cierpiących na chorobę zwyrodnieniową stawów kolanowych zgłaszany jest ostry ból w okolicy połączenia wyżej wymienionych czterech mięśni w środkowej części kolana. Co więcej, doniesienia radiologiczne odzwierciedlają zmiany zwyrodnieniowe, które zachodzą jednocześnie w okolicy tarcicy i obu stawów kolanowych, niezależnie od tego, czy pacjent odczuwa silny ból w okolicy tarcicy czy stawów kolanowych.

DBP : Przyczyną niedopasowanych różnic w średnicach grupy mięśni związanych ze stawem kolanowym, 4 cm poniżej rzepki (DBP) prawej i lewej nogi są skumulowane skutki marnotrawstwa mięśni, zapalenia, wypływu lub zakrzepu krwi na przedniej, tylnej, bocznej i przyśrodkowej części podudzi, takiej jak piszczelowy i przedni ekstensor halucyza długiego oraz cyfrowy, gastrocnomius, ścięgno achillesowe, flexor digitorum i hallucis longus i brevis oraz soleous są bardzo dotknięte zmianami zwyrodnieniowymi występującymi zarówno w obrębie stawów kolanowych, jak i tarcicy, a u pacjentów zgłaszane są silne bóle zarówno w obrębie tarcicy, jak i dowolnego ze stawów kolanowych.

DCM: W przypadku niedopasowanych różnic średnic grupy mięśni łydek (DCM) między obydwoma nogami obserwuje się skumulowane skutki marnowania się mięśni brzuchatych z powodu długotrwałego stosowania podpór pod kolana, kruchości ścięgna brzuchatego, podeszwy (triceps surae, część), ostrogi calcaneus, flexor digitorum, sztywności stawów skokowych i takich innych powodów. Należy zauważyć, że mięśnie łydek są bardzo ważne dla ułożenia kręgów kręgowych. Niewielka różnica średnic między dwoma mięśniami łydek obu nóg może spowodować ucisk w kręgach lędźwiowych.

Zgięcie kolana: Zauważono, że kąt zgięcia w pozycji grzbietowej, skłonnej i stojącej jest bardzo różny. Dwa główne działania stawów kolanowych to zgięcie i wydłużenie z możliwością lekkiej rotacji oraz większość mięśni poruszających tymi stawami znajdujących się w udach, z wyjątkiem gastrocnemius i popliteus. Mięśnie odpowiedzialne za zgięcia kolan to biceps kości udowej [korzeń nerwu piszczelowego dla długiej głowy i nerwu otrzewnowego wspólnego dla krótkiej głowy], półbłoniastego i półścięgnistego [dla obu mięśni korzeń nerwu kulszowego jest nerwem kulszowym (piszczelowym, L5 , S1, S2)]. Zwyrodnienia występują jednocześnie w obrębie obu stawów kolanowych i tarcicy, niezależnie od tego, czy ból jest odczuwalny podczas ucisku nerwu kulszowego, czy też nie, a zjawisko to zostało udowodnione na podstawie zdjęć rentgenowskich / raportów radiologicznych obu stawów kolanowych i/lub L.S.kręgosłupa. ***Przedłużenie kolana:*** Obserwuje się, że kąt przedłużenia w pozycji leżącej, stojącej i stojącej obu nóg jest bardzo różny. Mięśnie odpowiedzialne za wydłużenie kolana - vastus medialis, vastus lateralis, vastus intermedius i vastus femoris - wprowadzają do rzepki przez ścięgno mięśnia czworogłowego, a tuberosity piszczelowe przez więzadło rzepki i korzenie nerwowe wszystkich mięśni są nerwami udowymi. Zmiany zachodzą jednocześnie w obrębie obu stawów kolanowych i tarcicy, ale ostry ból jest odczuwalny albo w jednym stawie kolanowym, albo w obu stawach kolanowych lub tarcicy z powodu ucisku nerwu udowego, co potwierdzają zdjęcia rentgenowskie.

[Źródło: Ganguly A(2015) Zmiany degeneracyjne w regionie drwali zawsze prowadzą do dwustronnych zmian degeneracyjnych w stawie kolanowym i vice versa. Odczuwanie bólu nie może być tylko parametrem degeneracji .Anat Physiol S3.002.dot: 10.4172/2161-0940S4-005]

3.3 Parametry biochemiczne

W histogramach przedstawiono wartości średniego i standardowego odchylenia (SD) oraz ich wzór poprawy parametrów biochemicznych, takich jak białko C-reaktywne (C-reactive protein - CRP), fosfokinaza kreatynowo-mięśniowa (muscle creatine phosphokinase - CPK-MM) i aldolaza A surowicy pobranej od 216 chorych skojarzonych (ryc. **17-19).**

Wszystkie dane dla każdego z parametrów biochemicznych wykazały istotny spadek ($P<0,001$) na koniec 42. posiedzenia w porównaniu z wartościami na poziomie podstawowym.

3.4 Wskaźnik masy ciała (BMI) Parametr

Wartości średniej i SD BMI dla 216 połączonych pacjentów zostały również obniżone do 24,62 ± 3,29 kg/m2 z 29,42 ± 3,44 kg/m2 na koniec 42 miejsc leczenia z powodu utraty wagi w okresie terapii i przedstawione w histogramie **(ryc. 20)**. Wszystkie dane wykazały istotny spadek ($P<0,001$) na koniec 42 sesji leczenia w porównaniu z danymi wyjściowymi.

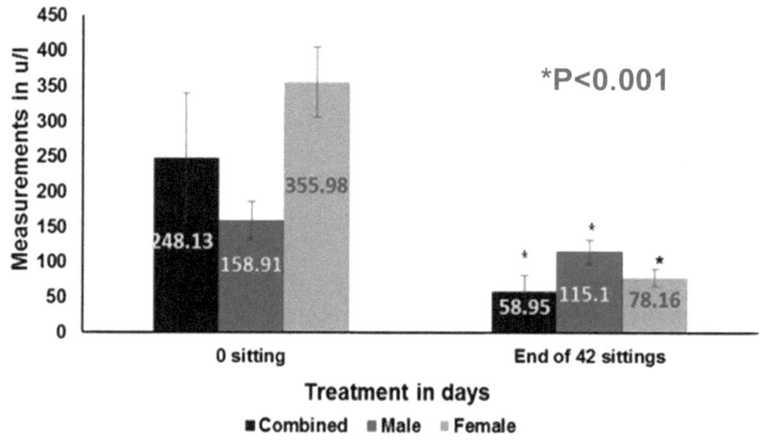

Rysunek 17: Fosfokinaza kreatynowo-mięśniowa (CPK-MM)

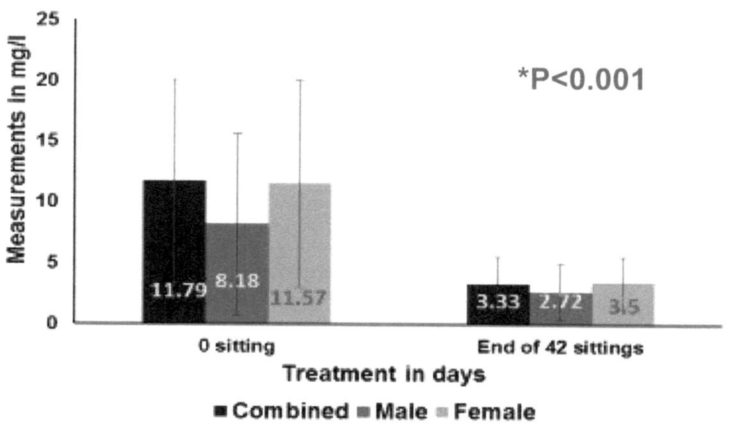

Rysunek 18: Białko C-reaktywne (CRP)

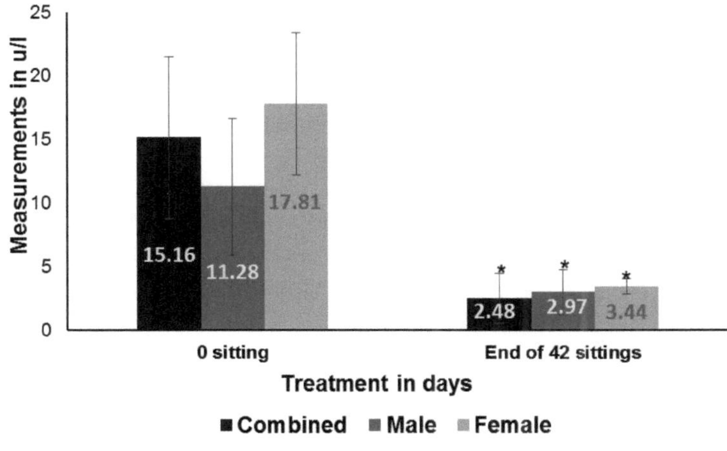

Rysunek 19: Aldolaza A

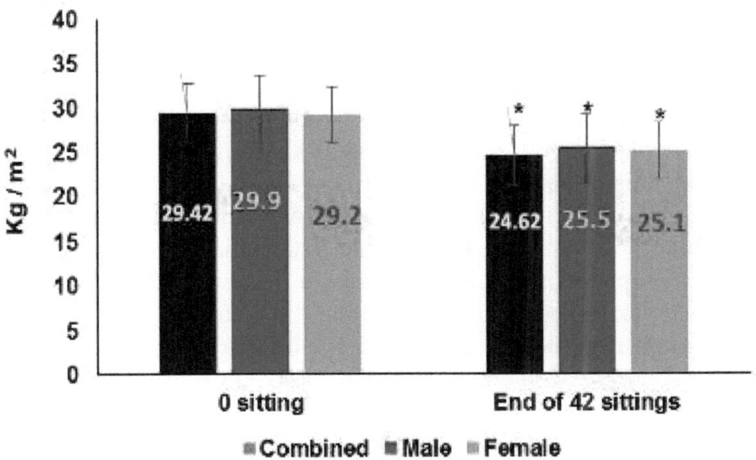

Rysunek 20: Wskaźnik masy ciała (BMI)

3.5 Parametry podskali WOMAC

Poprawę stwierdzono w badaniu średnich i standardowych wartości odchylenia standardowego (SD) parametrów podskali indeksu WOMAC, takich jak podskala bólu, podskala sztywności i podskala upośledzenia czynnościowego w procentach dla połączonych pacjentów w liczbie 216 w ciągu 42 sesji leczenia.

Wszystkie dane wykazywały wartości spadkowe między punktem wyjściowym a końcem 42 miejsc leczenia i zostały przedstawione na histogramach **(ryc. 21)**. Dla wyżej wymienionych trzech parametrów, wszystkie dane na koniec 42 posiedzeń zostały obniżone na istotnym poziomie P<0,001 w porównaniu z poziomem wyjściowym dla pacjentów połączonych.

3.6 Zdjęcia radiologiczne przed i po leczeniu fitoterapeutycznym

Autor przedstawił już trzydzieści cztery pary zdjęć rentgenowskich z pięćset dwudziestu dziewięciu pacjentów, którzy cierpieli na OAD-y kolanowe z prawdziwymi deformacjami żylaków (varus / valgus) i znormalizował ich oba stawy kolanowe pod koniec 42 sesji przy pomocy zaprogramowanego protokołu leczenia fitoterapeutycznego [13-15; 17]. W niniejszym badaniu cztery pary zdjęć rentgenowskich z dwustu szesnastu połączonych pacjentów OAD kolanowych z autentycznymi zniekształceniami veramu zostały przedstawione poniżej na **rycinie 22** (A, B, E i G). Wszystkie obrazy wyraźnie zidentyfikowały poprawę OAD kolana, w tym autentyczne zniekształcenia werum na koniec 42 posiedzeń zaprogramowanego protokołu leczenia. Ponadto leczenie fitoterapeutyczne odzyskało szczelinę w stawie kolanowym, co wykazano na **rysunku 22** (B, D, F i H), a także dla poprawy OAD w rejonie tarcicy przedstawionej na **rysunku 22** (J i K).

3.7 Przedmioty bez uczucia bólu

Obecne wyniki wykazały, że u 203 (64%) z 315 badanych stwierdzono nieprawidłowości w zakresie KGB, DTM, DAP, DBP, DCM i /lub zakresu ruchów stawów kolanowych w pozycji leżącej, porcelanowej i stojącej. Wyniki profili biochemicznych takich jak CRP, CPK-MM i Aldolase-A były wysokie lub niskie. W przypadku obserwacji radiologicznej stwierdzono pewną zmianę zwyrodnieniową stawów kolanowych **(ryc. 23A -N)**.

Zaobserwowano również, że wartości średniego i standardowego odchylenia (S.D.) KGB dla prawego i lewego stawu kolanowego u połączonych pacjentów (203), przy danych wyjściowych, odpowiednio 5,41 ± 0,53 cm i 5,82 ± 0,55 cm, uległy istotnemu zmniejszeniu (P<0,001 i P<0,001) w porównaniu z 28. miejscem, przy czym wartości dla każdego prawego i lewego stawu kolanowego wynosiły 2,57 ± 0,14 cm i były symetryczne, jak przedstawiono na wykresie (ryc. **23A).**

Dla wartości średnich i standardowych odchyleń (S.D.) DTM dla prawego i lewego stawu kolanowego u połączonych pacjentów (203), przy danych wyjściowych odnotowano 50,04 ± 1,36 cm i 49,71 ± 1,18 cm wzrostu bez istotnych zmian (P = 0,45 i istotne zmiany (P<0,01) w porównaniu z 28. miejscem, przy czym wartości dla każdego prawego i lewego stawu kolanowego wynosiły 50,14 ± 1,32 cm i były symetryczne, jak przedstawiono na wykresie (ryc. **23B).**

Dla wartości średniego i standardowego odchylenia (S.D.) DAP dla prawego i lewego stawu kolanowego połączonych pacjentów (203) zanotowano przy danych wyjściowych wzrost 44,40 ± 1,99 cm i 44,36 ± 1,70 cm bez istotnych zmian (P = 0,67 i P = 0,49) w porównaniu z 28. miejscem, przy czym wartości dla każdego prawego i lewego stawu kolanowego wynosiły 44,48 ± 1,84 cm i były symetryczne, jak pokazano na wykresie **(ryc. 23C)**.

Dla wartości średnich i standardowych odchyleń (S.D.) DBP dla prawego i lewego stawu kolanowego połączonych pacjentów (203), na podstawie danych wyjściowych stwierdzono, że 35,85 ± 3,73 cm i 35,46 ± 4,47 cm zmniejszyło się bez istotnych zmian (P = 0,51 i P = 0,59), w porównaniu z 28. miejscem, gdzie wartości każdej prawej i lewej nogi wynosiły 35,65 ± 2,29 cm, przy czym zaobserwowano, że są one symetryczne, jak przedstawiono na wykresie **(rysunek 23D)**.

W przypadku wartości średniego i standardowego odchylenia (S.D.) DCM dla prawego i lewego stawu kolanowego pacjentów obojga płci (203), na podstawie danych wyjściowych odnotowano wzrost o 36,61 ± 3,69 cm i 37,01 ± 4,17 cm bez istotnych zmian (P = 0,04 i P = 0,05) w porównaniu z 28. miejscem, przy czym wartości dla każdej prawej i lewej nogi wynosiły 37,32 ± 3,36 cm i były symetryczne, jak przedstawiono na wykresie **(ryc. 23E)**.

Dla wartości średniego i standardowego odchylenia (S.D.) KFS dla prawego i lewego stawu kolanowego pacjentów obojga płci (203) zanotowano w danych wyjściowych znaczny wzrost (P<0,001 i P<0,001) w porównaniu z 28. miejscem, przy czym wartości dla każdej prawej i lewej nogi wynosiły 144,74 ± 0,44o i były symetryczne, jak pokazano na wykresie (ryc. **23F).**

Dla wartości średnich i standardowych odchyleń (S.D.) KFP dla prawego i lewego stawu kolanowego pacjentów obojga płci (203), w danych wyjściowych stwierdzono istotny wzrost (P<0,001 i P<0,001) w stosunku do 28. miejsca, przy czym wartości dla każdego prawego i lewego stawu kolanowego wynosiły 144,52 ± 0,57o i były symetryczne, jak przedstawiono na wykresie (ryc. **23G).**

Dla wartości średnich i standardowych odchyleń (S.D.) KFst dla prawego i lewego stawu kolanowego pacjentów obojga płci (203) zanotowano w danych wyjściowych wzrost o 131,81 ± 4,72o i 128,35 ± 4,23o (P<0,001 i P<0,001) w porównaniu z 28. miejscem, przy czym wartości dla każdego prawego i lewego stawu kolanowego wynosiły 144,52 ± 0,57o i były symetryczne, jak przedstawiono na wykresie (ryc. **23H).**

Dla wartości średnich i standardowych odchyleń (S.D.) KES dla prawego i lewego stawu kolanowego pacjentów obojga płci (203) zanotowano w danych wyjściowych istotne zmniejszenie (P<0,001 i P<0,001), przy czym wartości dla każdego prawego i lewego stawu kolanowego wynosiły 3,58 ± 0,57o i były symetryczne, jak przedstawiono na wykresie (ryc. **23I).**

Dla wartości średniego i standardowego odchylenia (S.D.) KEP dla prawego i lewego stawu kolanowego u połączonych pacjentów (203), na podstawie danych wyjściowych stwierdzono, że 7,47 ± 1,65o i 7,10 ± 0,90o uległo istotnemu zmniejszeniu (P<0,001 i P<0,001) w porównaniu z 28. miejscem, przy czym wartości dla każdego prawego i lewego stawu kolanowego wynosiły 3,62 ± 0,49o i były symetryczne, jak przedstawiono na wykresie (ryc. **23J).**

Dla wartości średniego i standardowego odchylenia (S.D.) KEst dla prawego i lewego stawu kolanowego pacjentów obojga płci (203) zanotowano przy danych wyjściowych jako 7,00 ± 0,86o i 6,87 ± 1,02o istotne zmniejszenie (P<0,001 i P<0,001) w porównaniu z 28. miejscem, przy czym wartości dla każdego prawego i lewego stawu kolanowego wynosiły 2,56 ± 0,70o i [obserwowano, że] są symetryczne, jak przedstawiono na wykresie (ryc. **23K**).

W histogramach przedstawiono wartości średniego i standardowego odchylenia (SD) oraz ich wzór poprawy parametrów biochemicznych, takich jak białko C-reaktywne (C-reactive protein - CRP), fosfokinaza kreatynowo-mięśniowa (muscle creatine phosphokinase - CPK-MM) i aldolaza A surowicy pobranej od 203 liczby połączonych pacjentów (ryc. **23 L-N**). Wszystkie dane dla każdego z parametrów biochemicznych wykazały istotny spadek (P<0,001) pod koniec 28. posiedzenia dla CRP 3,28 ± 3,12 mg/l, CPK-MM 89,92 ± 29,10 μ/l i Aldolazy-A 2,38 ± 0,90 μ/l w porównaniu z wartościami wyjściowymi dla CRP 5,58 ± 5,10 mg/l, CPK-MM 103,12 ± 39,11 μ/l i Aldolazy-A 5,95 ± 5,10 μ/l.

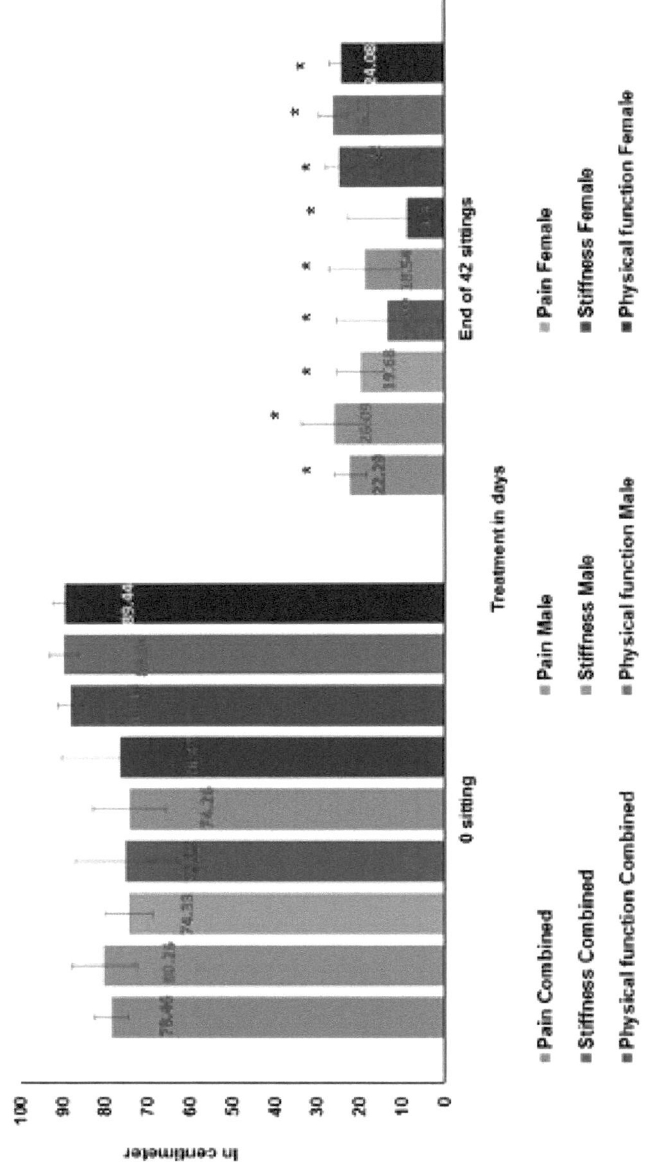

In centimeter
100
90
80
70
60
50
40
30
20
10
0
78.46
80.25
74.33
74.26
89.44
22.38
26.09
19.68
18.54
24.08
0 sitting
End of 42 sittings
Treatment in days
Pain Combined
Stiffness Combined
Physical function Combined
Pain Male
Stiffness Male
Physical function Male
Pain Female
Stiffness Female
Physical function Female

Rysunek 21: Podskale WOMAC

A. Przed zabiegiem

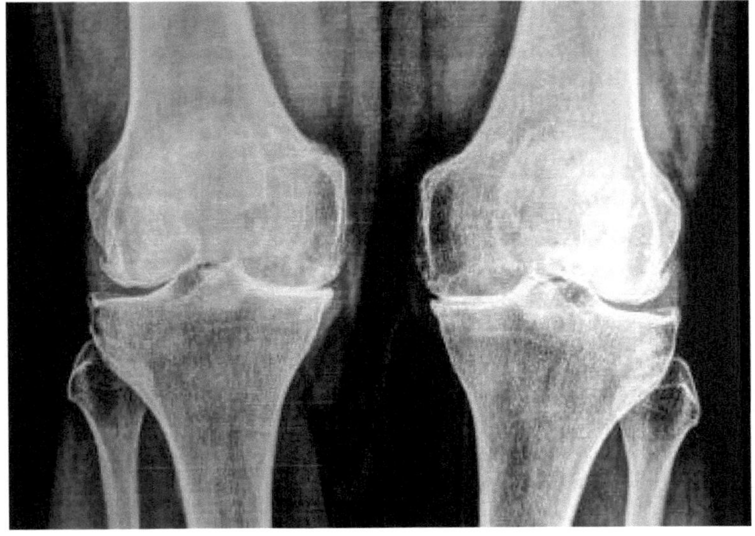

B. Po zabiegu

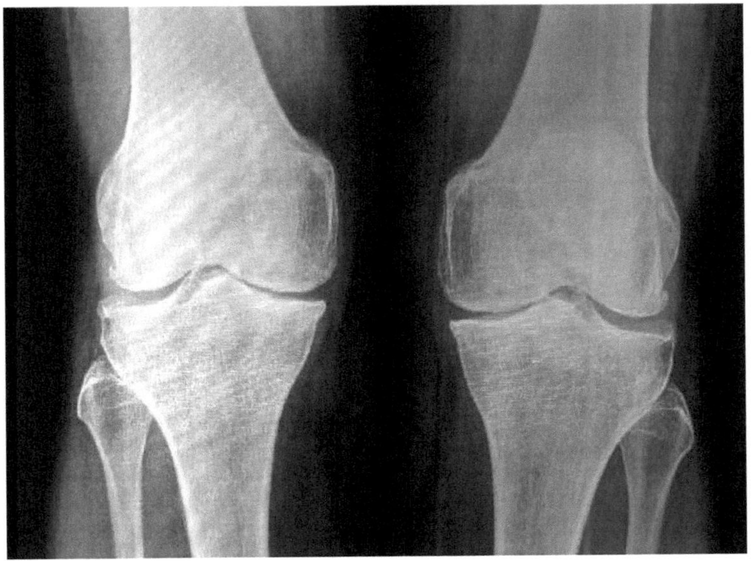

Seks: F, Wiek: 55 lat

Rysunek 22: Zdjęcia radiologiczne przed (A) i po (B) leczeniu

C. Przed zabiegiem

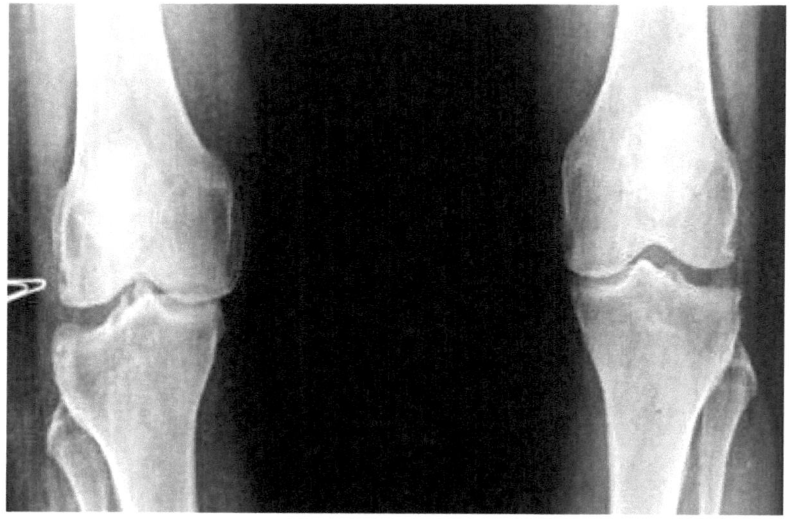

D. Po zabiegu

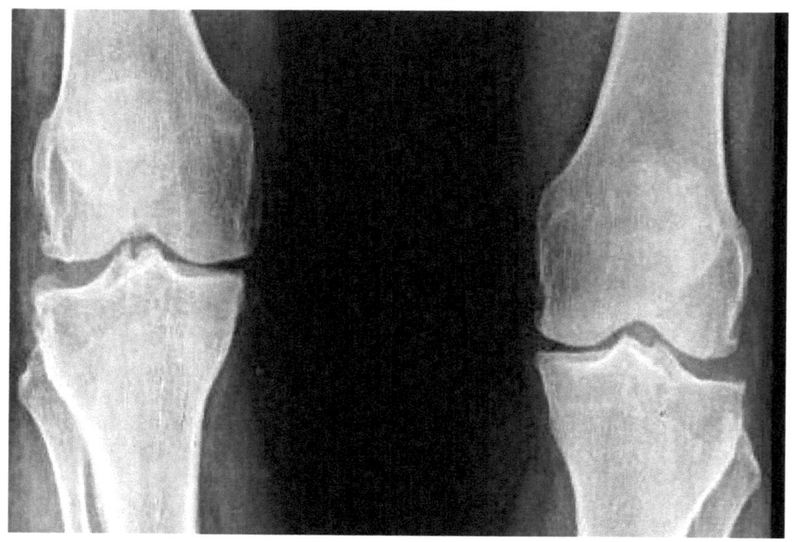

Seks: F, Wiek: 64 lata

Rysunek 22: Zdjęcia radiologiczne przed (C) i po (D) leczeniu

E. Przed zabiegiem

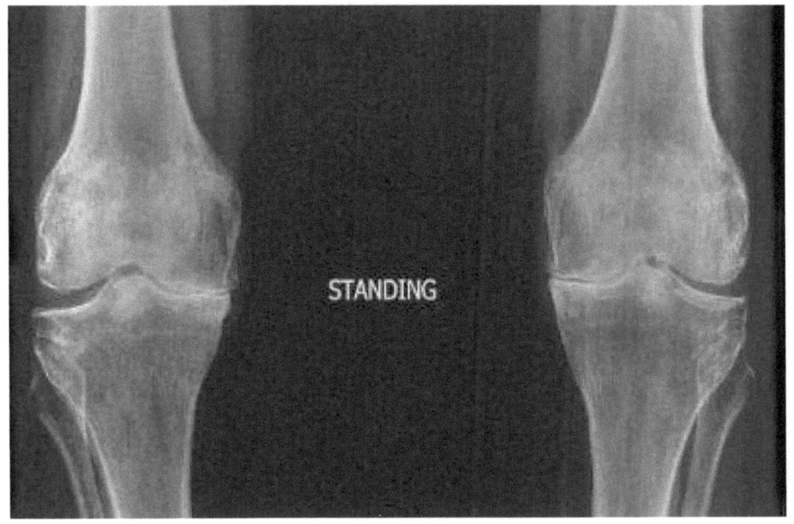

F. Po zabiegu

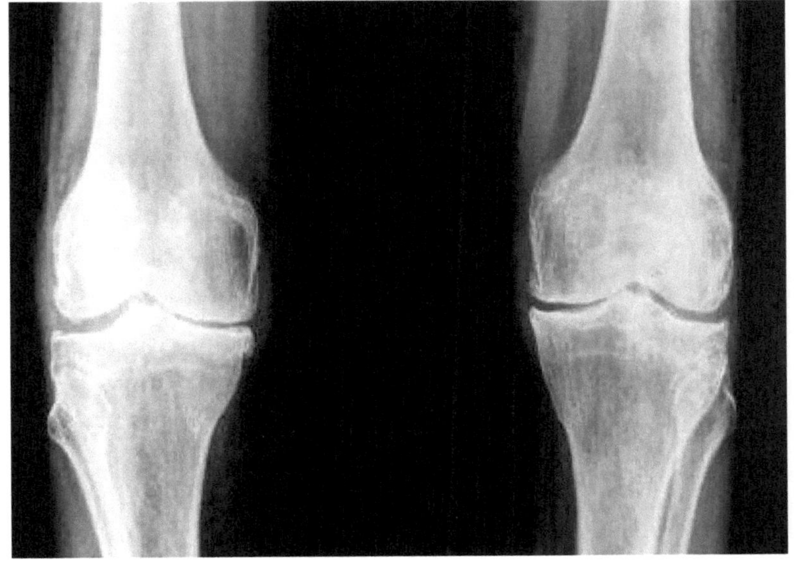

Seks: M, Wiek: 65 lat

Rysunek 22: Zdjęcia radiologiczne przed (E) i po (F) leczeniu

G. Przed zabiegiem

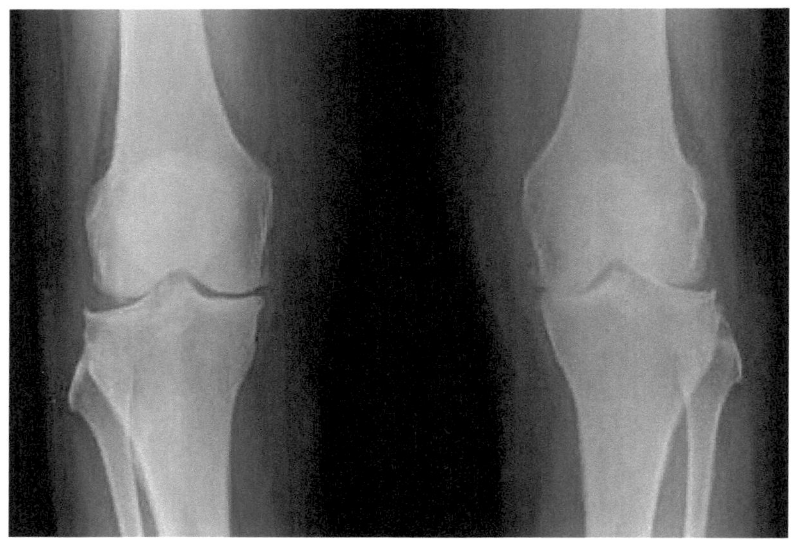

H. Po zabiegu

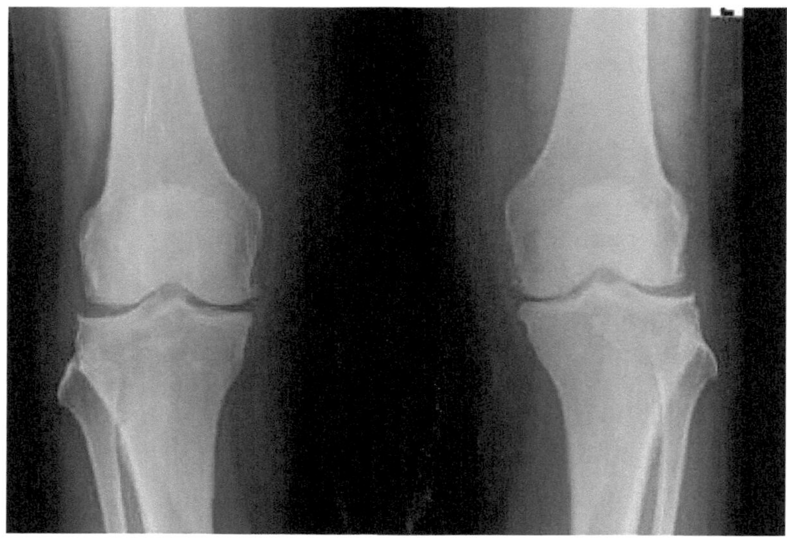

Seks: F, Wiek: 56 lat

Rysunek 22: Zdjęcia radiologiczne przed (G) i po (H) leczeniu

I. Przed zabiegiem

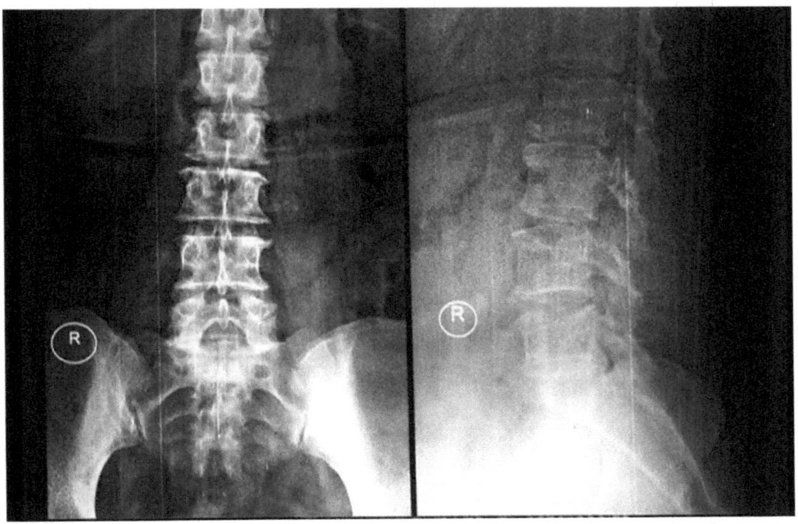

J. Po zabiegu

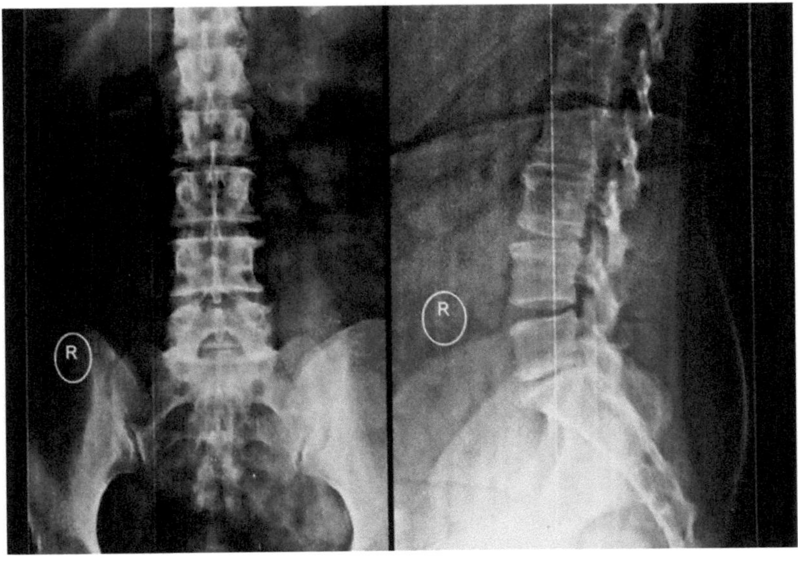

Seks: F, Wiek: 57 lat

Rysunek 22: Zdjęcia radiologiczne przed (I) i po (J) leczeniu

K. Przed zabiegiem

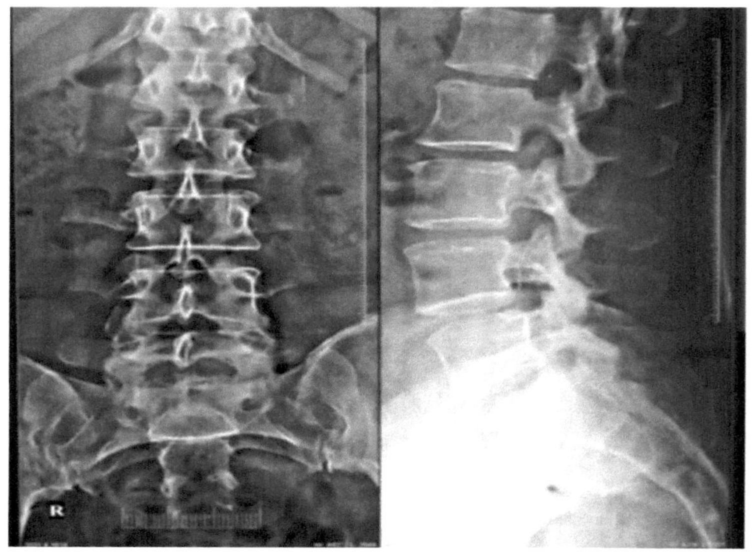

L. Po zabiegu

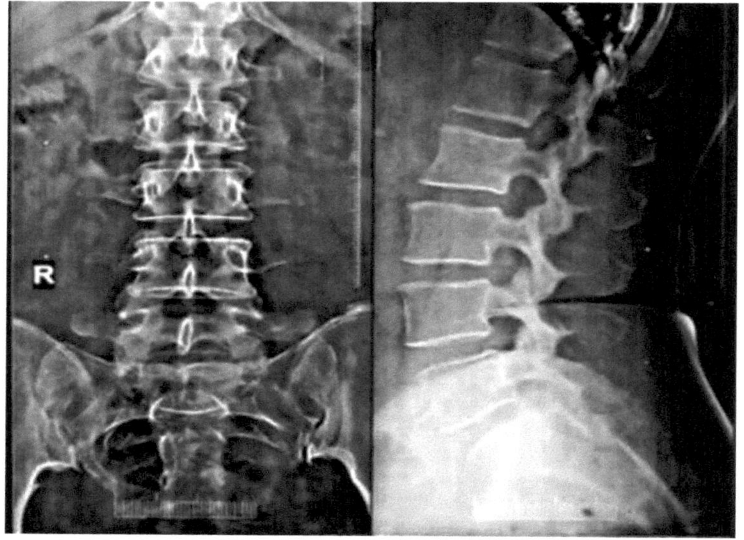

Seks: F, Wiek: 65 lat

Rysunek 22: Zdjęcia radiologiczne przed (K) i po (L) leczeniu

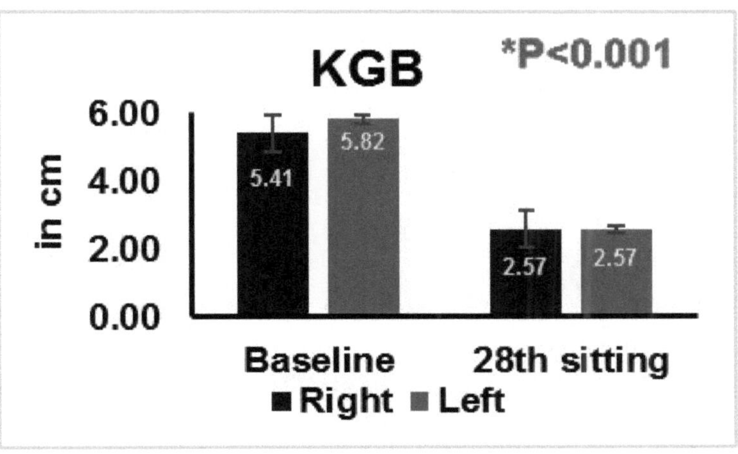

. Szczelina kolanowa między krótką głową bicepsa kości udowej a powierzchnią łóżko (KGB)

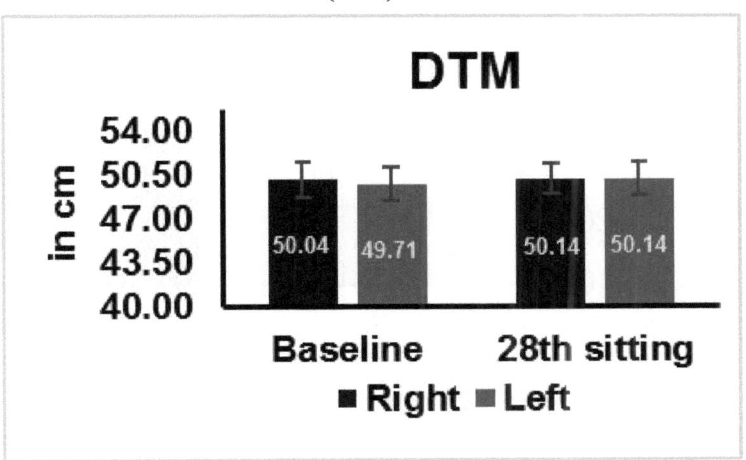

B. Średnica grupy mięśni udowych (DTM)

Rysunek 23A-B: Parametry anatomiczne (A = KGB; B = DTM) pacjentów złożonych
(n = 203; *P<0,001)

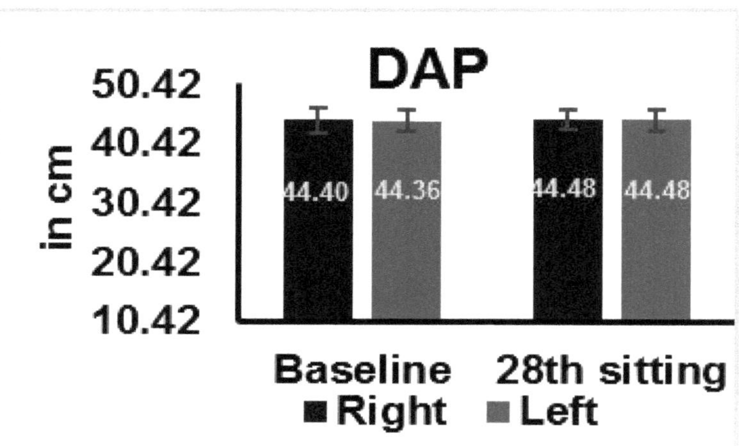

C. Średnica grupy mięśni połączonych ze stawem kolanowym powyżej rzepki (DAP)

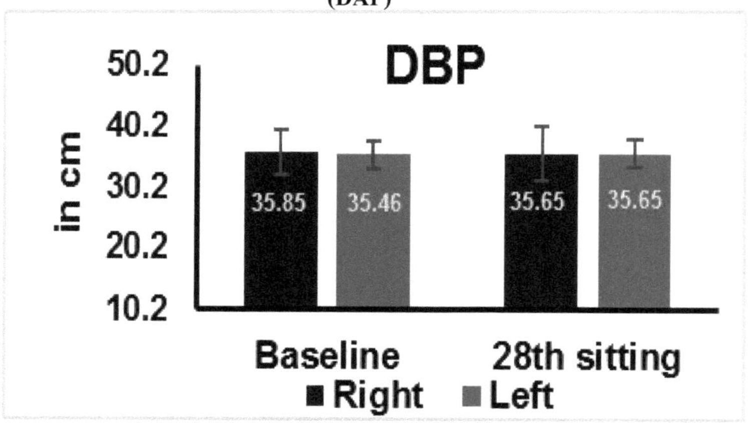

D. Średnica grupy mięśni połączonych ze stawem kolanowym poniżej rzepki (DBP)

Rysunek 23C-D: Parametry anatomiczne (C = DAP; D = DBP) połączonych pacjentów (n = 203; *P<0,001)

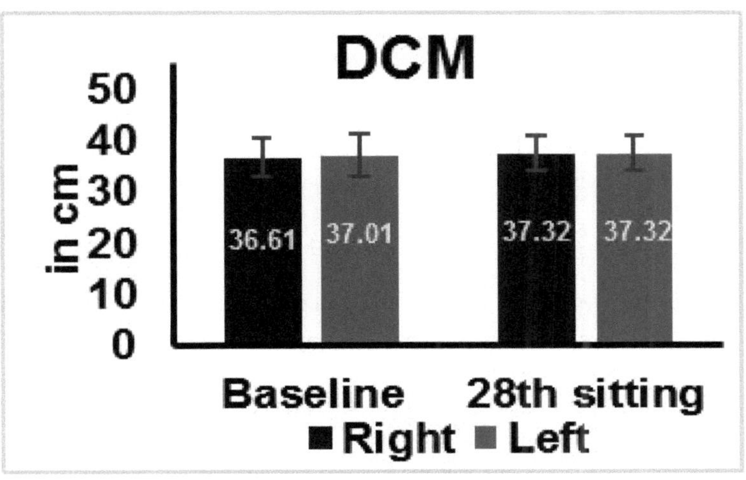

E. Średnica grupy mięśni łydek (DCM)

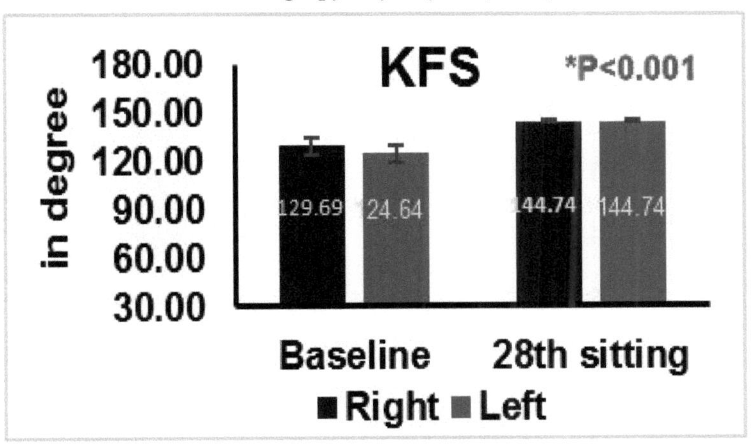

F. Zgięcie kolana w pozycji leżącej nad głową (KFS)

Rysunek 23E-F: Parametry anatomiczne (E = DCM; F = KFS) połączonych pacjentów (n = 203; *P<0,001)

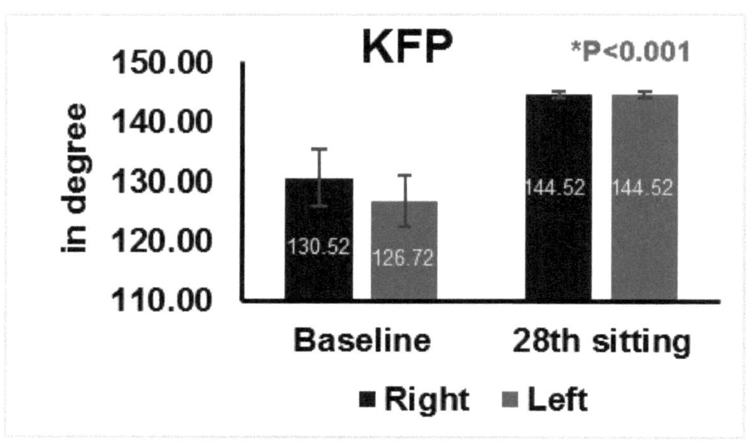

G. Zgięcie w pozycji podatnej

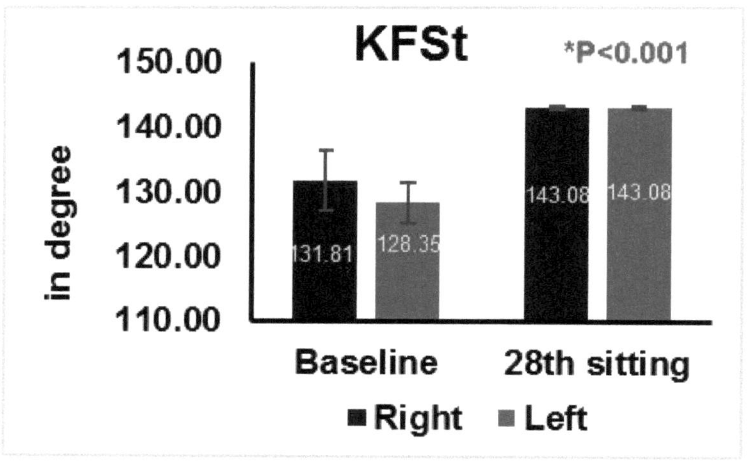

H. Zgięcie w pozycji stojącej (KFSt)

Rysunek 23G-H: Parametry anatomiczne (G = KFP; H = KFst) pacjentów złożonych (n = 203; *P<0,001)

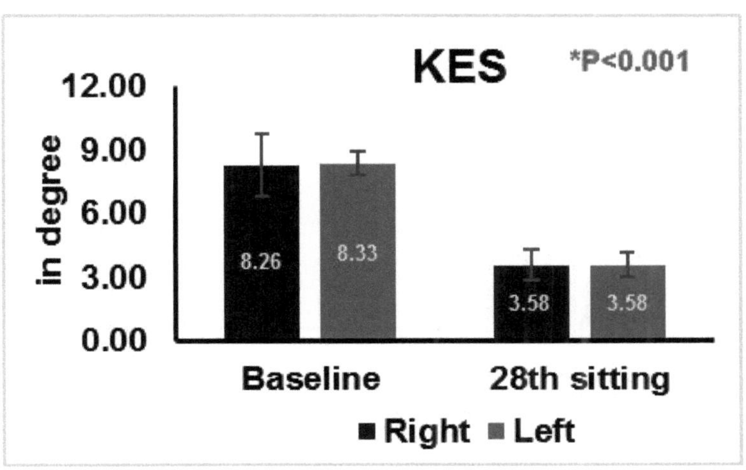

I. Rozbudowa w pozycji supina (KES)

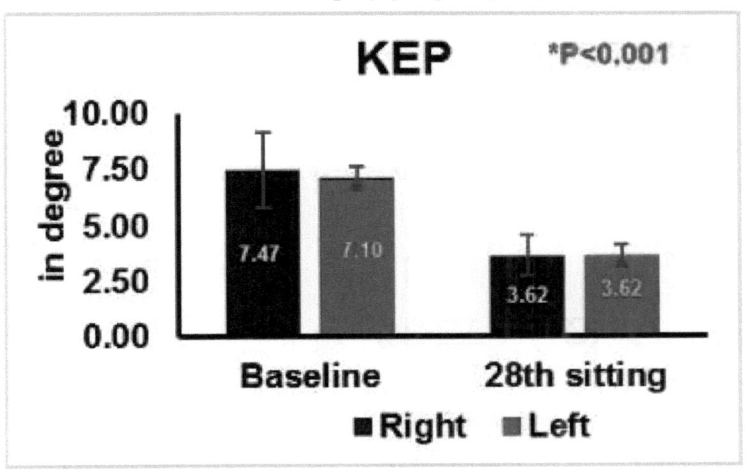

J. Rozszerzenie w pozycji podatnej (KEP)

Rysunek 23I-J: Parametry anatomiczne (I = KES; J = KEP) pacjentów złożonych (n = 203; *P<0,001)

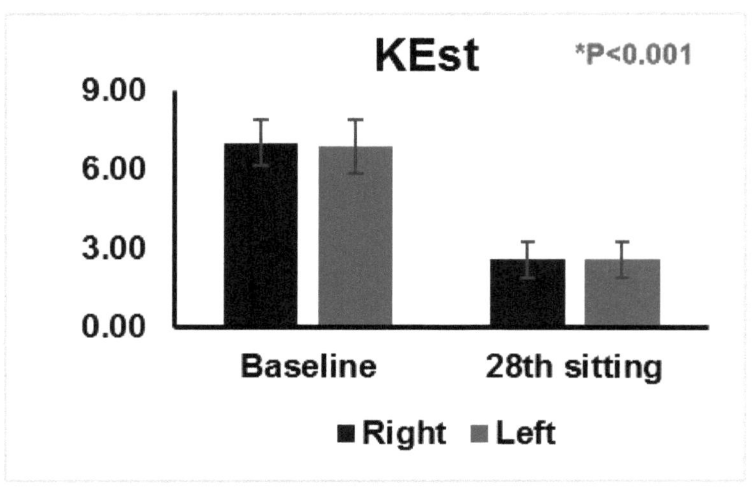

K. Rozbudowa w pozycji stojącej (KESt)

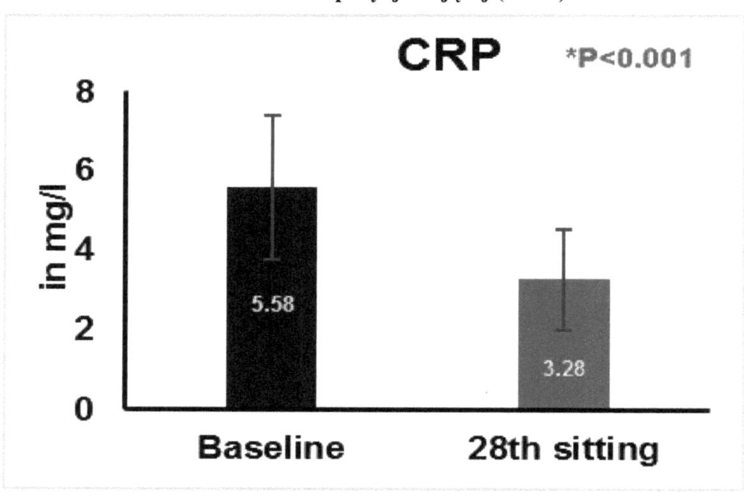

L. Białko C-reaktywne (CRP)

Rysunek 23K-L: Parametry anatomiczne (K = KEst) i parametry biochemiczne (L = CRP) u połączonych pacjentów (n = 203; *P<0,001)

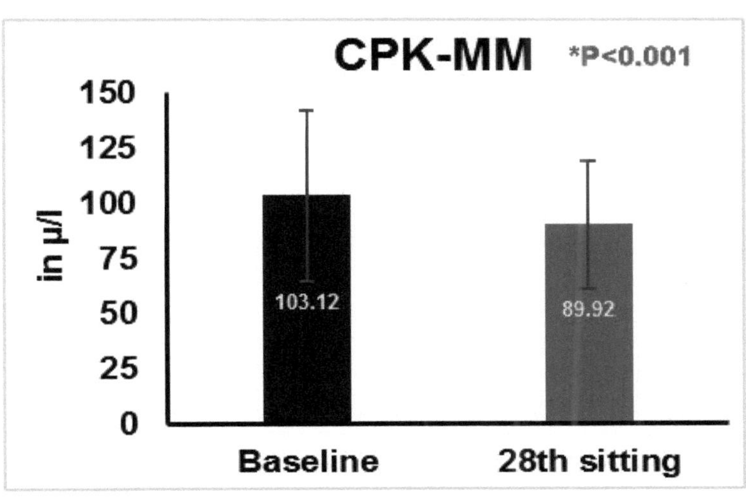

M. Fosfokinazy kreatynowej w mięśniach (CPKMM)

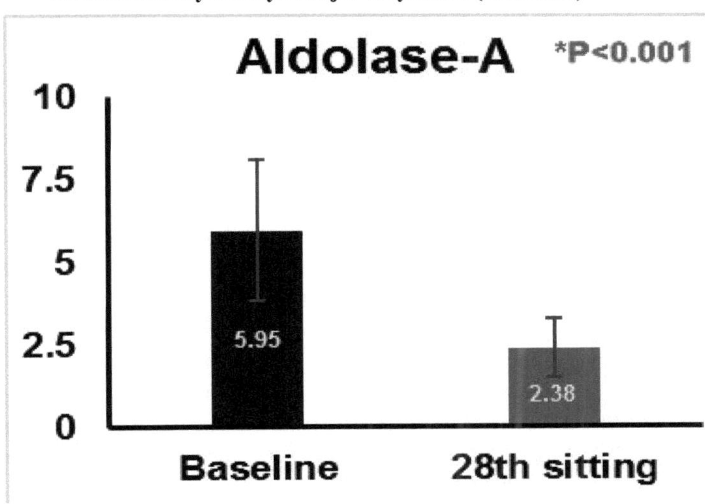

N. Aldolaza A

Rysunek 23M-N: Parametry biochemiczne (M = CPK-MM; N = Aldolaza-A) u połączonych pacjentów (n = 203; *P<0,001)

4. DYSKUSJA

OAD są bolesną chorobą na całym świecie i mniej badań wykazało całkowite wyleczenie tych szczególnych typów [13; 17]. Jednak wiele badań kładzie nacisk na metody uśmierzania bólu poprzez stosowanie leków [26-31], a ostatecznie poprzez leczenie chirurgiczne [25; 55]. Badacze badali już kilka typów OAD w stawach kolanowych, biodrowych, lędźwiowych i szyjnych [1-2; 4; 7-8; 13-15; 17].

W niniejszej pracy skupiono się przede wszystkim na pierwszym wykryciu OAD ze szczególnym uwzględnieniem stawów kolanowych na podstawie pacjentów z objawami bólu lub bez nich w celu ustalenia protokołu diagnostycznego przy pomocy obserwacji anatomicznych, parametrów biochemicznych i różnych obrazów, takich jak tomografia komputerowa lub rentgenowskie lub MRI, a następnie opracował pełną normalizację OAD z pomocą wyspecjalizowanych technik poprzez miejscowe zastosowanie fitokonstiuentów ekstrakcji wody z konkretnych indyjskich roślin leczniczych, a mianowicie *Cissus quadrangularis, Heliotropium indicum, Rosmarinus officinalis* i *Calotropis gigantea,* które zostały już udokumentowane jako leki ludowe, tradycyjnie wykorzystywane do czasowego łagodzenia bólu. Niniejsze badanie opierało się na ekstrakcie wodnym, podczas gdy badacze badali ekstrakty tych roślin leczniczych z rozpuszczalników organicznych, które były stosowane w kilku profilaktykach chorób [56-59]. W niniejszej pracy ustalono również, że zabieg całkowitej normalizacji OAD w odniesieniu do poprawy parametrów anatomicznych i biochemicznych wraz z wynikami radiografii na koniec 42 posiedzeń w porównaniu z wyżej wymienionymi parametrami na posiedzeniu podstawowym (posiedzenie 0). Wreszcie, w odniesieniu do profilaktyki z zastosowaniem zrównoważonego podejścia, które wskazuje, że ból jednego z regionów kolanowych i/lub lędźwiowych i/lub grzbietowych i/lub szyjnych nie zostanie w przyszłości przeniesiony z początkowego obszaru(-ów) odczuwania ostrego bólu do żadnego innego z wymienionych regionów.

Zaobserwowano również, że w przypadku osób nie odczuwających bólu, ale na zdjęciach radiologicznych wykazano marginalne zwyrodnienie pomiędzy kośćmi/kręgami oraz marginalne zmiany w dwustronnych obserwacjach anatomicznych, a także zmiany profili biochemicznych. Obserwacje te pozwoliły ustalić, że osoby te są podatne na cierpienie z powodu OAD w przyszłości. Te unikalne badania przewidują zatem możliwość, że dana osoba może zostać dotknięta przez OAD. Chociaż nieprawidłowości były wykrywane w przypadku zespołów bólowych z lub bez zespołów bólowych w trakcie diagnozy, mogły być one również znormalizowane symetrycznie z ustalonym protokołem leczenia specjalistyczną fitoterapią tylko przez okres 4-13 tygodni, a także w celu ustalenia dla trwałego złagodzenia bólu przez tę specjalistyczną fitoterapię, o czym świadczą obserwacje postanatomiczne, normalny poziom powyższych biomarkerów biochemicznych i obrazów radiologicznych.

W przypadku obserwacji anatomicznych ustalono również symetrię obustronną z zakresami normalnymi jak KGB, KFS, KFP, KFSt., KES, KEP i KESt., po leczeniu 42 siedzeń przy użyciu fitoekstrakcji trzy razy w ciągu dnia z zaprogramowanymi pozycjami posturalnymi [13-15; 17].

Innymi słowy, podkreślono, że parametry anatomiczne tj. DTM, DCM, DAP i DBP są również odpowiednimi parametrami do wykrywania OAD i leczenia fitoterapeutycznego ujawnione pod koniec 42. siedzenia normalizacji wraz z symetrią obu nóg mogą wynikać z rozwoju mięśni na minimalnym poziomie od nieprawidłowego kształtu zapalonych nóg podczas OAD, które mogą korelować z wartościami CRP jak i CPK-MM na malejących poziomach. Ogólnie rzecz biorąc, OADs są wskazane ze stanem zapalnym i ostrym bólem [60], a leczenie fitoterapeutyczne symetrycznymi nogami może wskazywać na normalizację stanu zapalnego i regeneracji mięśni oraz zanik CRP i CPK-MM w niniejszym badaniu, co jest poparte przez badaczy [61-62].

Parametry biochemiczne takie jak białko C-reaktywne (CRP), fosfokianse kreatynowe mięśni (CPK-MM) i aldolaza A zostały oszacowane w celu zidentyfikowania kilku chorób (zapalenie kości i stawów, reumatoidalne zapalenie stawów, choroby serca, niewydolność nerek itp.) Wśród wszystkich tych chorób ustalono już, że oznaczenie CRP jest biomarker w surowicy chorych na OA [63]. W niniejszych badaniach normalizacja wszystkich wyżej wymienionych parametrów biochemicznych po 42 sesjach wykazała poprawę aktywności mięśniowej poprzez zahamowanie szlaku COX-2, co było czynnikiem powodującym stan zapalny występujący podczas ostrych OAD, czyli nieprawidłową do normalnej symetrię w obu stawach kolanowych. Osłabienie mięśni jest powodowane przez choroby neurologiczne, ale aldolaza A pozostanie wysoka w przypadku chorób mięśni, takich jak dystrofia mięśniowa. Stwierdzono, że OAD-y prowadziły do zwyrodnienia mięśni [19; 64-66]. Do chwili obecnej nie ma dostępnych leków kontrolujących wysoki poziom aldolazy A we krwi pacjentów z chorobą zwyrodnieniową stawów. Poziom aldolazy A może być jednak "w zasięgu" po fitoterapii. W niniejszym badaniu wykazano, że fosfokinaza kreatynowa (CPK-MM), białko C-reaktywne (CRP) i aldolaza A są odpowiednimi markerami biochemicznymi do wykrywania stanów zapalnych, dystrofii mięśniowej itp. w OAD [18; 40-41]. Autor ustalił również całkowitą normalizację prawdziwej werum w OAD dla obu stawów kolanowych za pomocą tego zabiegu fitoterapeutycznego [17].

W niniejszej pracy badawczej stwierdzono, że rośliny lecznicze takie jak *Cissus quadrangularis, Heliotropium indicum*, *Rosmarinus officinalis* i *Calotropis gigantea* mają silną skuteczność terapeutyczną, która została poparta przez innych badaczy w odniesieniu do wcześniej udokumentowanej fitoterapii, ale badacze badali ekstrakty tych roślin z rozpuszczalników organicznych w celu zapobiegania chorobom [39; 56-59]. Obecne prace opierają się jednak na ekstraktach wodnych i są konserwowane w oleju sezamowym (działającym jako bio-prezerwatywa) wraz z woskiem pszczelim jako nowym protokołem leczenia [13-15; 17]. Istnieje ścisłe podobieństwo z innymi wcześniejszymi pracami badawczymi w odniesieniu do właściwości przeciwzapalnych poprzez obecność fitochemikaliów w *Calotropis gigantea* [50; 56], uśmierzania bólu mięśni i tradycyjnego leczenia w chorobie zwyrodnieniowej stawów, reumatoidalnym zapaleniu stawów i osteoporozie z wykorzystaniem organicznych ekstraktów rozpuszczalnikowych *Cissus quadrangularis* [46]; 57-58]), działanie przeciwutleniające *Heliotropium indicum* [47] i olejku eterycznego z części rdzeniowej rośliny, *Rosemarinus officinalis* wykazały właściwości przeciwzapalne, przeciwrozrostowe i antyoksydacyjne [48; 59].

Zaobserwowano, że w niniejszych wynikach stwierdzono znaczną poprawę w pomiarach anatomicznych, takich jak zmniejszenie KGB dla obu nóg oraz zmniejszenie DTM, DAP, DBP i DCM dla obu nóg, początkowo z powodu zmniejszenia stanu zapalnego / sztywności / polifibroidów / zaników, a następnie zwiększenie średnicy grupy mięśni z powodu poprawy mięśni w wyniku leczenia fitoterapeutycznego, podczas gdy zgięcia kolan w pozycji leżącej, stojącej i skłonnej dla obu stawów kolanowych znacznie się zwiększyły, a wydłużenia kolan w pozycji leżącej, stojącej i skłonnej dla obu nóg znacznie się zmniejszyły, co jest wynikiem symetrii i w konsekwencji osiągnięcia pożądanej normalizacji. W przypadku wszystkich wyżej wymienionych parametrów biochemicznych uzyskano poprawę w granicach normy, co jest również poparte normalizacją naprawy stanu zapalnego mięśni w niniejszym badaniu. Wartości BMI również zmniejszały się w obecnym wyniku, co jest poparte redukcją masy ciała, która może być jednym z czynników sprawczych dla OAD. Podskale WOMAC uzyskały również tendencję spadkową od stanu wyjściowego do 42 stanowisk, co wskazuje na złagodzenie odczucia bólu. Ostatecznie wszystkie wyżej wymienione parametry zostały wsparte normalizacją obrazów radiologicznych w porównaniu z wynikami na linii podstawowej z końcem 42 posiedzeń.

Tak więc wykrywanie OAD dla obu grup pacjentów z objawami bólu lub bez, co jest nowym protokołem diagnostycznym. Parametry takie jak anatomia, biochemia i radiografia wykazały nieprawidłowości podczas OAD i parametry te zostały znormalizowane podczas stosowania fitoterapii u pacjentów. Fitoterapia ta opierała się na miejscowym zastosowaniu dostępnych fitoskładników zawartych w wodnych wyciągach z indyjskich roślin leczniczych wraz ze specyficznym protokołem leczenia, jest po raz pierwszy opartą na badaniach naukowych terapią dla OAD-ów. W przypadku niniejszego badania OAD przeprowadzano tylko w przypadku nieprawidłowości w zakresie stawów kolanowych, podczas gdy inne OAD, takie jak stawy biodrowe, odcinek lędźwiowy i szyjny, są nadal w trakcie realizacji.

5. PODSUMOWANIE

Stwierdzono, że miejscowe zastosowanie niektórych fitokonstytutków wyekstrahowanych (wodnych) z indyjskich roślin leczniczych może normalizować OAD stawów kolanowych w 42 miejscach z protokołem specjalistycznego leczenia [13-15; 17]. Ponadto można zauważyć, że przed i po cechach anatomicznych, parametry biochemiczne i zdjęcia radiologiczne potwierdzają prawidłową naprawę kości udowej i tętniczej. Jest to pionierska obserwacja, że zmiany OA w stawach kolanowych mające OAD mogą być normalizowane przy pomocy wcześniej ustalonych roślin leczniczych [13-15; 17]. Badacze skupili się jednak tylko na bólu, a zaburzenia zapalne zostały tymczasowo złagodzone, ale obecna nowa technologia opiera się na wodnych ekstraktach z wyżej wymienionych roślin w 42 miejscach z określonymi protokołami leczenia trzy razy w ciągu dnia z zastosowaniem procedury stosowania wyżej wymienionych fitokonstytucji w różnych pozycjach posturalnych. Dalsze badania powinny zostać podjęte w zakresie

a) narzędzia diagnostyczne dla innych OAD głównie reumatoidalne zapalenie stawów, stawów biodrowych, odcinka lędźwiowego i szyjnego itp,
b) charakterystyka fitochemiczna przy użyciu spektroskopii masowej,
c) aktywność wiązania receptorów i ligandów poprzez dokowanie molekularne, aby wiedzieć, które związki są odpowiedzialne za normalizację OAD i zapobieganie im,
d) oszacowanie reaktywnych form tlenu (ROS), dysmutazy nadtlenkowej (SOD), katalazy (CAT), utleniania glutationu i nadtlenku (GO i GR) w celu udowodnienia, że wolne rodniki są odpowiedzialne za OAD i ich poziomy stają się normalne pod koniec leczenia,
e) pomiary cytokin pro- i przeciwzapalnych (IL-6 i IL-10), a także przeciwciał przeciwjądrowych i przeciwciał antycyklicznych peptydów cytryulinowanych (CCP) w celu wykazania stanu zapalnego w OAD, który zmniejsza się pod koniec leczenia.
f) pomiary kolagenu i 4-hydroksyproliny (O-Hyp) w celu wykazania tworzenia się kolagenu, które ma miejsce podczas zabiegu oraz
g) pomiary kwasu hialuronowego zarówno objętościowe, jak i składu chemicznego przed i po obróbce w celu wykazania, w jaki sposób substancje fitochemiczne zmieniają skład chemiczny kwasu hialuronowego.

6. POTWIERDZENIE

Autor wyraża uznanie dla pomocy Ayondeep Ganguly i Anondeep Ganguly jako koordynatorów pacjentów i innej niezbędnej pomocy w ukończeniu prac badawczych.

7. ABBREVIATIONS

OAD : Zaburzenia osteoartretyczne.
KGB : Szczelina kolanowa pomiędzy krótką główką mięśnia dwugłowego kości udowej w bocznej części stawu kolanowego a poziomem łóżka w pozycji leżącej.
DTM : Średnica grupy mięśni ud.
DAP : Średnica grupy mięśni połączonych ze stawem kolanowym, 4 cm powyżej rzepki.
DBP : Średnica grupy mięśni połączonych ze stawem kolanowym, 4cm poniżej rzepki.
DCM : Średnica grupy mięśni łydek.
CPK-MM : Muscle Creatinine Phosphokinase.
CRP : C-reaktywne białko.
WHO : Światowa Organizacja Zdrowia.
KFS : Ugięcie kolana w pozycji supine.
KFP : Ugięcie kolana w pozycji podatnej.
KESt. : Ugięcie kolana w pozycji stojącej.
KES : Przedłużenie kolana w pozycji leżącej na plecach.
KEP : Przedłużenie kolana w pozycji podatnej.
KESt. : Przedłużenie kolana w pozycji stojącej.
NSAIDs : Niesteroidowe leki przeciwzapalne.
OPTM : Organiczna Metoda Fioletoterapeutyczna.
AAOS : American Academy of Orthopaedic Surgeons.
BMI : Body Mass Index.
IFCC : International Federation of Clinical Chemistry.
APR : Reaktant ostrej fazy.
GDA : Glutaminianowa dehydrogenaza.
AP : Anterior Posterior.
L.S Kręgosłup: Trzcinowy Kręgosłup Sakralny.
Indeks WOMAC: Western Ontario i McMaster Universities Osteoarthritis Index.
MWD : Manipulacja urządzeniem drewnianym.
MTF : Manipulacja czubkiem palca.
LFMS : Elektroniczny stymulator mięśni niskiej częstotliwości.
DC : Prąd stały
SD : Odchylenie standardowe.
Wartość R2: Wartość współczynnika korelacji.
OA : Osteoartretyzm

8. REFERENCJE

[1] Altman RD, Choroby kości, stawów i mięśni / zaburzenia stawów. Merck Sharp and Dohme Corp., spółka zależna Merck & Co., Inc., Kenilworth, NJ, USA 2016. Dostępny pod adresem: http://www.merckmanuals.com/home/bone,-joint,-and-muscle-disorders/joint-disorders/osteoarthritis-oa).

2] Lawrence RC, Helmick CG, Arnett FC, Deyo RA, Felson DT, Giannini EH, Heyse SP, Hirsch R, Hochherg MC, Hundek GG, Liang MH, Yillemer SR, Steen VD, Wolfe F, Szacunki rozpowszechnienia zapalenia stawów i wybranych chorób układu mięśniowo-szkieletowego w Stanach Zjednoczonych. Artretyzm Rheu. 1998;41(5): 778-799.

3] Lawrence RC, Felson DT, Helmick CG, Arnold LM, Choi H, Deyo RA, Gabriel S, Hirsch R, Hochberg MC, Hunder GG, Jordan JM, Katz JN, Kremers HM, Wolfe F, Szacunki rozpowszechnienia zapalenia stawów i innych chorób reumatycznych w Stanach Zjednoczonych: Część II. Reum artretyczne. 2008; 58(1): 26-35.

[4] Woolf AD, Pfleger B, Obciążenie głównych schorzeń układu mięśniowo-szkieletowego. Bull World Health Organ. 2003;81(9): 646-656.

[5] Narodowy Instytut Zdrowia, choroba zwyrodnieniowa stawów. Narodowy Instytut Zapalenia Stawów i Chorób Męskowo-Szkieletowych i Skóry. April, NIH Publication No. 15-4617 2015 (http://www.niams.nih.gov/health_info/Osteoarthritis/).

[6] Glyn-Jones S, Palmer AJ, Agricola R, Price AJ, Vincent TL, Weinans H, Carr AJ, Osteoarthritis. Lancet 2015;386: 376-87.

[7] Felson DT, Anderson JJ, Naimark A, Walker AM, Meenan RF, Otyłość i zapalenie zwyrodnieniowe stawów kolanowych: Studium Framinghama. Ann Intern Med. 1988;109(1): 18-24.

[8] Felson DT, Osteoarthritis of the Knee. New Engl J Med. 2006;354: 841-848.

[9] Heitz D, co chcesz wiedzieć o chorobie zwyrodnieniowej stawów? Healthline media 2014 (http://www.healthline.com/health/osteoarthritis).

[10] Madry H, Luyten FP, Facchini A, Biologiczne aspekty wczesnego zapalenia kości i stawów. Chirurgia kolana, Traumatologia sportowa, Artroskopia 2012;20(3): 407-422.

[11] Sridhar, M.S., Jarrett CD, Xerogeanes JW, Labib SA, Otyłość i objawowe zapalenie stawów kolanowych. J Bone Joint Surg. Br. 2012;94(4): 433-440.

[12] WebMed, Knee Pain Health Center. 2014 (http://www.webmd.com/pain-management/knee-pain/picture-of-the-knee).

[13] Ganguly A, Miejscowe leczenie fitoterapeutyczne w celu uzyskania symetrii kolana w chorobie zwyrodnieniowej stawów - podejście

zrównoważone. International Journal of Phytomedicine. 2015a;6: 489-509.
Ganguly A, Uzyskanie prawidłowego zgięcia i wydłużenia stawów kolanowych w pozycji leżącej na plecach, skłonnej i stojącej w chorobie zwyrodnieniowej stawów poprzez miejscowe leczenie fitoterapeutyczne niezależnie od wieku i płci. International Journal of Phytomedicine 2015b;7(3): 290-301.
Zmiany degeneracyjne w odcinku lędźwiowym występują jednocześnie z obustronnymi zmianami zwyrodnieniowymi stawów kolanowych i odwrotnie: Normalizacja przy miejscowej aplikacji środków fitokonstytucyjnych przy użyciu specjalistycznych technik obejmujących możliwą regenerację chrząstek. Int J Recent Sci Res. 2015c;6(9): 6331-6346.
16]Zwoje A, zmiany zwyrodnieniowe w okolicy lędźwiowej zawsze prowadzą do obustronnych zmian zwyrodnieniowych w stawach kolanowych i odwrotnie: odczucie bólu nie może być tylko parametrem zwyrodnienia. Anat Physiol. 2015d; S3: 002 (Doi:10.4172/2161-0940.S4-005).
[17] Ganguly A, Normalizacja zniekształceń wargowych/walgowych w chorobie zwyrodnieniowej stawów przez zewnętrzne zastosowanie środków fitokonstytucyjnych: Potwierdzone obserwacjami anatomicznymi i profilami biochemicznymi oraz zdjęciami radiologicznymi. Anat Physiol. 2016;6: 224 (doi:10.4172/2161-0940. 1000224).
[18] Spector TD, Harh DJ, Nandra D, Doyle DV, Mackillop N, Gallimore JR, Pepys MB, Niski poziom wzrostu białka C-reaktywnego w surowicy są obecne we wczesnych chorobach zwyrodnieniowych stawu kolanowego i przewidują postępującą chorobę. Reum artretyczne. 1997;40: 723-727.
[19] Long F, Cal X, Luo W, Chen L, Li K, Rola aldolazy w postępie osteosarcoma i przerzutach: Dowody in vitro i in vivo. Oncol Rep. 2014;32(5): 2031-2037.
[20] Schmal H, Salzmann GM, Langenmair ER, Henkelmann R, Norbert P, Südkamp NP, Philipp Niemeyer P, Biochemiczna charakterystyka wczesnego zapalenia stawów skokowych. Sci World J. 2014;2014: ArtykułID434802 (http://dx.doi.org/10.1155/2014/434 802).
[21] Miyazaki T, Wada M, Kawahara H, Sato M, Baba H, Shimada S, Obciążenie dynamiczne na linii podstawowej może przewidzieć postęp choroby radiologicznej w chorobie zwyrodnieniowej stawu kolanowego w przedziale przyśrodkowym. Ann Rheumatic Dis. 2002;61: 617-622.
[22] Steultjens MPM, Dekker J, van Baar ME, Oostendorp RAB, Bijlsma JWJ, Zakres ruchu stawów i inwalidztwa u pacjentów z chorobą zwyrodnieniową stawów kolanowych lub biodrowych. Reumatologia (Oxford) 2000;39(9): 955-961.

[23] Holla JFM, Steultjens MPM, van der Leeden M, Roorda LD, Bierma-Zeinstra SMA, den Broeder AA, Dekker J, Determinants of range of joint

motion in patients with early symptomatic osteoarthritis of the hip and/or knee: an exploratory study in the CHECK cohort. Osteoarthr Cartil. 2011;19: 411-419.

[24] Bernhard JC, Vunjak-Jonathan G, Should we use cells, biomaterials, or tissue engineering for christilage regeneration? Stem Cell Res Ther. 2016;7: 56.

[25] Clegg DO, Reda DJ, Harris CL, Klein MA, O'Dell JR, Hooper MM, Bradley JD, Bingham CO, Weisman MH, Jackson CG, Lane NE, Cush JJ, Moreland LW, Schumacher Jr HR, Oddis CV, Wolfe F, Molitor JA, Yocum DE, Schnitzer TJ, Furst DE, Sawitzke AD, Shi H, Brandt KD, Moskowitz RW, Williams HJ, Glukozamina, Siarczan Chondroityny i Dwie w Kombinacji na bolesne zapalenie kolan Osteoarthritis. New Eng J Med. 2006;354: 795-808.

Wilsonortho, Living with painful varus and valgus deformity (part 2b of a course on realignment osteotomy) 2010. Dostępne pod adresem: http://www.kneeguru.co.uk/KNEEnotes/courses/realignment-osteotomy-knee-pain-course-adrian-wilson-frcs/osteotomy-varus-and-valgus-1.

[27] Bragantini A, Cassini M, DeBastiani G, Perbellini A, Kontrolowana próba z pojedynczą ślepą próbą wstrzyknięcia wewnątrzustrojowego kwasu hialuronowego (Hyalgan1) w chorobie zwyrodnieniowej stawu kolanowego. Próba kliniczna J. 1987;24: 333-340.

[28] Rashad S, Low F, Revell P, Hemingway A, Rainsford K, Walker F, Wpływ niesteroidowych leków przeciwzapalnych na przebieg choroby zwyrodnieniowej stawów (Litery). Lancet 1989;2: 1149.

[29] Bradley JD, Brandt KD, Katz BP, Kalasinski LA, Ryan SI, Leczenie choroby zwyrodnieniowej stawów kolanowych: związek cech klinicznych zapalenia stawów z odpowiedzią na niesteroidowy lek przeciwzapalny lub czysty środek przeciwbólowy. J Rheumatol. 1992;19: 1950-1954.

[30] Zhang W, Moskowitz RW, Nuki G, Abramson S, Altman RD, Arden N, et al. Zalecenia OARSI dotyczące postępowania w chorobie zwyrodnieniowej stawów biodrowych i kolanowych, część I: krytyczna ocena istniejących wytycznych dotyczących leczenia oraz systematyczny przegląd aktualnych wyników badań. Osteoarthr Cartil. 2007;15: 981-1000.

[31] Zhang W, Moskowitz RW, Nuki G, Abramson S, Altman RD, Arden N, et al. Zalecenia OARSI dotyczące postępowania w chorobie zwyrodnieniowej stawów biodrowych i kolanowych, część II: Zalecenia OARSI oparte na dowodach, wytyczne konsensusu ekspertów. Osteoarthr Cartil. 2008;16: 137-162.

32] Zhang W, Nuki, G, Moskowitz RW, Abramson S, Altman RD, Arden NK, Bierma-Zeinstra S, Brandt KD, Croft P, Doherty M, Dougados M, Hochberg M, Hunter DJ, Kwoh K, Lohmander LS, Tugwell P, OARSI recommendations for the management of hip and knee osteoarthritis Part III: changes in evidence following systematic cumulative update of research published through January 2009. Osteoarthr Cartil. 2010;18: 476-499.

[33] Haslam E, Polifenole naturalne (garbniki roślinne) jako leki: możliwe sposoby działania. J Nat Prod 1996;59: 205-215.

[34] Chantia A, Tradycyjna Wiedza o medycynie etno w Jaunsarbawar, dystrykt Dehradun. Indian J Tradit Know. 2003;2(4): 397-399.

[35] Kurian JC, Ethno-medyczne rośliny z Indii, Tajlandii i Wietnamu. J Różnorodność biologiczna 2012; 3(1): 61-75.

[36] Singh GB, Atal CK, Pharmacology of an extract of salai guggal ex-Boswellia *serrata*, a new non-steroidal anti-inflammatory agent. Agenci Działania 1986;18: 407-412.

[37] Lalithakumari K, Krishnaraju AV, Sengupta K, Subbaraju GV, Chatterjee A, Ocena bezpieczeństwa i toksykologiczna nowego, standaryzowanego kwasu 3-O-acetylo-11-keto-β-boswelinowego (AKBA) - wzbogaconego ekstraktu *Boswellia serrata* (5-Loxin). Toxicol Mech Methods 2006;16: 199-226.

[38] Sengupta K, Alluri KV, Satish AR, Mishra S, Golakoti T, Sarma KVS, Dey D, Raychaudhuri SP, podwójnie ślepa, randomizowane, kontrolowane placebo badanie skuteczności i bezpieczeństwa 5-Loxin® w leczeniu zapalenia kości i stawów kolanowych. Artretyzm Res Therp. 2008;10 (4): R85 (doi:10.1186/ar2461).

[39] Schumacher HR, Pullman-Mooar S, Gupta SR, Dinnella JE, Kim R, McHugh MP, Randomized double-blind crossover study of the efficacy of a tart cherry juice blend in treatment of osteoarthritis (OA) of the knee. Osteoarthr Cartil. 2013;21(8): 1035-41.

[40] Tietz, podręcznik chemika klinicznego i diagnostyki molekularnej. Eds. Burtis CA, Ashwood AR, Burns DE, Ztheditom, Elsevier Saunders, 2012; 572-557.

[41] Kim HJ, Lee YH, Kim CK, Biomarkery uszkodzeń mięśni i chrząstek oraz stanów zapalnych podczas biegu na 200 km. Eurp. J. Appl. Physio. 2007;99:443-447.

[42] Katz JN, Chang LC, Sangh O, Fossel AH, Bates DW, Czy współwystępstwo można zmierzyć za pomocą kwestionariusza, a nie przeglądu dokumentacji medycznej? Med Care 1996;34: 73-84.

[43] Sangh O, Stucki G, Liang MH, Fossel AH, Katz JN, The self-Administered Comorbidity Questionnaire: a new method to assess comorbidity for clinical and health services research. Reum artretyczne. 2003;49: 156-163.

[44] American Academy of Orthopaedic Surgeons, Joint motion: method of measuring and recording. Czwarty reprint 1969. E. & S. Livingstone Ltd., Edynburg, 1965.

[45] Bellamy N, Buchnan WW, Goldsmith CH, Campbell J, Stitt LW, Badanie walidacyjne WOMAC: przyrząd do pomiaru stanu zdrowia pacjentów ważnych klinicznie, istotnych dla terapii lekami przeciwreumatycznymi u pacjentów z chorobą zwyrodnieniową stawów biodrowych lub kolanowych. J Rheumatol. 1988;15: 1833-1840.

[46] Shah U, *Cissus quadrangularis* L.: Phytochemicals, traditional uses and pharmacological activities - A review. Int J Pharm Pharm Sci. 2011;3(4): 41-44.

[47] Souza JSN, Machado LL, ODL, Braz-Filho R, Overk CR, Yao P, Geoffrey A, Cordell GA, Telma LG, Lemos TLG, Pyrrolizidine alkaloidy z *Heliotropium indicum*. J Braz Chem Soc. 2005;16(6B): 1410-1414.

48] Kontogianni VG, Tomic G, Nikolic I, Nerantzaki AA, Sayyad N, Stosic-Grujicic S, Stojanovic I, Gerothanassis IP, Tzakos AG, Profil fitochemiczny wyciągów *Rosmarinus officinalis* i *Salvia officinalis* oraz korelacja z ich działaniem antyoksydacyjnym i antyproliferacyjnym. Food Chem. 2013;136: 120-129.

[49] Habib MR, Karim MR, Antitumour evalution of di-(2-ethylhexyl) Phthalate (DEHP) isolated from *Calotropis gigantea* L. Flower. Acta Pharm. 2012;62: 607-615.

[50] Singh S, Singh S, Singh AP, badanie fitochemiczne różnych części roślin *Calotropis gigantean*. International Journal of Scientific and Research Publications 2013; 3(9):1-3.

[51] Singh S, Singh S, Mishra RM, Mahesh Pal Shrivastava MP, Wstępne badanie fitochemiczne liścia *Calotropis gigantea*. International Journal of Scientific and Research Publications 2014;4 (2):1-3.

[52] Al-Bahtiti, NH, A Study of Preservative Effects of Sesame Oil (*Sesamum indicum* L.) On Mashed Potatoes. International Journal of Scientific Research and Innovative Technology 2015;2(11): 6-10.

[53] Berit D, Ingrid W, Anders B, Effect of Active Hand Exercise and Wax Bath Treatment in Rheumatoid Arthritis Patients. Arthritis Care Res. 1992;5(2):87-92.

[54] Pavlakovic G, Petzke F, Rola ilościowych badań sensorycznych w ocenie stanów bólowych układu mięśniowo-szkieletowego. Curr Rheumatol Rep. 2010;12: 455-461.

[55] Saragaglia D, Mercier N, Pierre-Emmanuel Colle P-E, osteotomia komputerowa dla prawdziwej deformacji warg: jaka osteotomia dla jakiej warg? Int Orthop. (SICOT) 2010;34: 185-190.

[56] Jagtap VA, Md R, Md U, Salunkhe PS, Gagrani MB, aktywność przeciwzapalna ekstraktu z liści *Calotropis gigantea* Linn. na modelach in-vitro. Int J Current Pharm Rev. 2010;1(2): 1-5.

Yoganarisimhan SN, indyjskie rośliny lecznicze. Cyber Media 2000; 136-37.

58]Paulsen BS, Sekou B, Drissa D, Anna JK, Adsersen A, Antyplasmodial i GABAA-benzodiazepinowy receptor wiążący aktywność pięciu roślin stosowanych w medycynie tradycyjnej w Mali, Afryce Zachodniej, J Ethnophramacol. 2007;110: 451-457.

[59] Cheung S, Tai J, właściwości antyroliferacyjne i antyoksydacyjne rozmarynu *Rosmarinus officinalis*. Oncol Rep. 2007;17: 1525-1531.

Belhorn LR, Hess EV, Erosive osteoarthritis. Seminowe zapalenie stawów. 1993;22: 298-306.

[61] Punzi L, Bertazzolo N, Pianon M, Michelotto M, Todesco S, rozpuszczalne receptory interleukiny-2 i leczenie hydroksychlorochiną w erozyjnym zapaleniu kości i stawów. J Rheumatol. 1996;23: 1477-1478.

[62] Punzi L, Ramonda R, Oliviero F, Sfriso P, Mussap M, Plebani M, Podswiadek M, Todesco S, Wartość białka reagującego C w ocenie erozyjnego zapalenia kości i stawów ręki. Ann Rheum Dis. 2005;64: 955-957.

63] Otterness IG, Swindell AC, Zimmerer RO, Poole AR, Ionescu M, Weiner E, Analiza 14 markerów molekularnych do monitorowania choroby zwyrodnieniowej stawów: segregacja markerów na skupiska i rozróżnienie choroby zwyrodnieniowej stawów na linii podstawowej. Osteoarthr Cartil. 2000;8: 180-185.

[64] Sinatra R, Rola inhibitorów COX-2 w ewolucji leczenia bólu ostrego. J. Symptom bólu. 2002;24: S18-S27.

[65] Lin J, Zhang W, Jones A, Doherty M, Efficacy of topical non-steroidal anti-inflammatory drugs in the treatment of osteoarthritis: meta-analysis of randomised controlled trials. British Medical J. 2004;329: 324 (doi:http://dx.doi.org/10.1136/bmj.38159. 639028.7C).

[66] Bondesen BA, Mills ST, Kegley KM, Pavlath GK, ścieżka COX-2 jest niezbędna we wczesnych etapach regeneracji mięśni szkieletowych. Am J Physiol - Cell Physiol. 2004;287(2): C475-C483.

ZAŁĄCZNIK

Dodatek - A

REGISTRATION FORM

Reg # .... Date....................................

Last Name .... First Name : ....

D.O.B. .... Age: ....Yrs. Sex ☐ M ☐ F

Address : ....

Country : ....

Pin Code : .... STD/ISD Code :....................................

Phone (R):.................................... (O).................................... (M)....................................

REFERRED BY ☐ **DOCTOR** ☐ **FRIEND** ☐ **RELATIVE** ☐ **PATIENT** ☐ **NEWSPAPER** ☐ **WALKIN**

NAME OF REFERRAL (S) 1. ....

2. ....

IS / WAS REFERRAL

TREATED IN CLINIC : ☐YES ☐NO ☐RELATIVE ☐FRIEND ☐PATIENT

(a) IF YES, WHEN : ....

(b) WAS HE/SHE CURED ? ....

CHIEF PRESENT COMPLAINTS(S)

☐PAIN ☐OBESITY ☐THYROIDISM ☐PARALYSIS

☐SKIN ☐HAIR ☐NEURAL ☐KIDNEY ☐INDIGESTION

☐REFLUX ☐ACIDITY ☐RESPIRATION ☐FACIAL

☐SWELLING ☐STIFFNESS ☐COLITIS

☐PSYCHOSOMATIC

LOCATION

☐NECK ☐ARM ☐ARMPIT ☐SHOULDER ☐BACK

☐WAIST ☐HANDS ☐FINGERS ☐WRIST ☐GROIN

☐THIGH ☐CALF ☐ANKLE ☐FEET ☐HIPJOINT

☐STERNOCLEIDOMASTOID ☐BUTTOCK ☐ABDOMEN

☐FOREHEAD ☐HEEL ☐KNEEJOINTS ☐TOES ☐HEAD

QUALITY AND SEVERITY (SENSATION)

☐PRICKING ☐THROBBING ☐SHOOTING ☐MORNING STIFFNESS ☐BURNING ☐NUMBNESS ☐STABBING

PERIOD OF SUFFERING ? ————

IF PAIN IS C/C, LOCATION OF PAIN :

1. LUMBOSACRAL SPINE ☐
2. THORASIC SPINE ☐
3. CERVICAL SPINE ☐
4. CHEST ☐
5. SHOULDER : ☐RIGHT ☐LEFT ☐BILATERAL
6. ARMS : ☐RIGHT ☐LEFT ☐BILATERAL
7. HANDS : ☐RIGHT ☐LEFT ☐BILATERAL
8. FINGERS : ☐RIGHT ☐LEFT ☐BILATERAL
9. HIPS : ☐RIGHT ☐LEFT ☐BILATERAL
10. LEGS : ☐RIGHT ☐LEFT ☐BILATERAL
11. KNEES : ☐RIGHT ☐LEFT ☐BILATERAL
12. ANKLES : ☐RIGHT ☐LEFT ☐BILATERAL
13. FEET : ☐RIGHT ☐LEFT ☐BILATERAL

PRESENT HISTORY

FOOD HABITS

BREAKFAST -

LUNCH -

REFRESHMENT -

DINNER-

IDENTIFICATION OF FACTORS THAT PRECIPITATE PAIN

1. CHANGING WEATHER ☐
2. FATIGUE ☐
3. MOVEMENT / OVER USE ☐
4. STRESS ☐
5. HORMONAL CHANGES ☐
6. COLD ☐
7. HEAT ☐
8. HUMIDITY ☐
9. STATIC POSITION ☐
10. ALLERGY ☐
11. OTHERS ☐

DO EMOTIONS CONTRIBUTE TO THE SEVERITY OF SYMPTOMS AND FUNCTIONAL LIMITATIONS ?

YES☐ NO ☐

ASSOCIATED MENIFESTATIONS

SWEATING☐ NAUSEA☐ VOMITING☐ ACIDITY☐ REFLUX☐ DIZZINESS☐ ANAEMIA☐ INSOMNIA☐ TIREDNESS☐ FATIGUE☐ DEPRESSION☐ ANXIETY☐ MUSCLES WASTING☐ WEIGHT LOSS☐ WEIGHT GAIN☐ APPETITE LOSS☐ INDIGESTION☐ CONSTIPATION☐ OTHERS☐

PAST HISTORY a) Operations (if any) : ....

b) Majoradultillness : ....

c) Using Pacemaker : YES☐ NO☐

CURRENT HEALTH STATUS

a) MEDICATIONS :..

b) ALLERGIES : ....

c) OTHER HABITS ☐TEA ☐COFFEE ☐TOBACCO ☐ALCOHOL ☐NONE

d) FEMALE REPRODUCTIVE SYSTEM : (i) Uterus : .... (ii) Ovary :.................. (iii) Menarche at the age of .... (iv) Menstruation cycle :.................... (v) Flow: N/A/H (vi) Menopause at the age of ....

PHYSICAL EXAMINATIONS :

1. Appearance :..
2. Co-operation :..
3. Built :..
4. Nutrition :..
5. Anaemia :..
6. Jaundice :..
7. Oedema :..
8. Lymph nodes i) Neck: ....
   ii) Axillary: ....
   iii) Inguinal: ....
9. Varicose Veins :..
10. Hernia :..
11. Neck Vein :..
12. Skin : i) Texture :..
    ii) Colour :..
    iii) Pigmentation :..
13. Hair i) Texture :..
    ii) Colour :..
14. Pulse :..
15. Blood Pressure :..
16. Breast :..
17. Lungs :..
18. Liver :..
19. Spleen :..
20. Kidney :..
21. Urination (as reported)
22. Bowel Movement (as reported)..
23. Food habit : Veg / Non Veg

DECLARATION / CONSENT :

I, ... hereby voluntarily given my consent for thorough physical examinations of my body, blood samples collection and spine & knee joints images (either X-rays or CT scan or MRI) required for future studies.

Signature of Patient Party *Signature of Patient*

Dodatek - B

PHYSICAL EXAMINATIONS & OBSERVATIONS DATA SHEET

PAIN SENSATION

Knee Joint		Lumber Region	Cervical Region	A=Extremely	B=Very Much
RT	LT			C=Moderate	D=Slight
				E=Not Reported	

1. GENERAL PARAMETER	Right Leg	Left Leg
a) KGB (in cm.)		
b) DTM (in cm.)		
c) DAP (in cm.)		
d) DBP (in cm.)		
e) DCM (in cm.)		
f) KFS (in Degree)		
g) KFP (in Degree)		
h) KFST (in Degree)		
i) KES (in Degree)		
j) KEP (in Degree)		
k) KEST (in Degree)		
l) SLR (in Degree)		
m) Sensational Condition of Knee Joint	Ice Cold/Cold/Hot/Burning Sensation/Normal	Ice Cold/Cold/Hot/Burning Sensation/Normal
n) Sensational Condition of Foot	Ice Cold/Cold/Hot/Burning Sensation/Normal	Ice Cold/Cold/Hot/Burning Sensation/Normal

o) Weight (in kg.)	p) Height: (in m)	q) BMI: (kg/m^2)	
r) Pulse: / minute.	s) Blood Pressure: / / mm Hg.		

Note:

KGB: Knee Gap between the Short head of biceps femoris and table of the bed	KFP: Knee Flexion in Prone Position
DTN: Diameter of Group of Thigh muscles	KFST: Knee Flexion in Standing Position
DAP: Diameter of Group of muscles connected with knee joint 4cm. above the patella	KEP: Knee Extension in Prone Position
DBP: Diameter of Group of muscles connected with knee joint 4cm. below the patella	KES: Knee Extension in Supine Position
DCM: Diameter of Group of Calf muscles	KEST: Knee Extension in Standing Position
KFS: Knee Flexion in Supine Position	SLR: Straight Leg Raising

Analysis of Muscular and Nervous Systems

2. *ABDUCTOR HALLUCIS & CALCANEAL BONE*	Present (P) Not Present (X)	Massive (+++) Mild (+) Occasional (O) & frequentl (F)	More on Rt./Lt. (<Lt or<Rt)
a) Inflammation			
b) Loss of Tonicities of Muscles			
c) Blood Clotting / Varicose Vein			
d) Pigmentation / Black heads			
e) Foot Cramping		F	
f) Gouty tophus over the 1st Metatarsal Joint			
g) Deformity of 1st Proximal Phalanx (Hallux)			
h) Prod of Medial Cuneiform/Navicular			
i) Painful while pressing over			
j) Calcaneal Spur			
k) Painful while pressing over Flexor Digitorum longus			
l) Painful while pressing over Extensor Digitorum longus / Extensor hallucis longus			
m) Gout			
n) Medicine taken for Uric Acid			
o) Injection taken for Calcaneal spur			

3. TARSAL JOINT	Present (P) Not Present (X)	Massive(+++) Mild (+), Occasional(O) & frequent (F)	More on Rt./Lt (<Lt or<Rt)
a. Inflammation			
b. Restricted movement			
c. Pigmentation / Black heads			
d. Painful while rotating			
e. Painful during plantarflexion			
f. Painful during Dorsiflexion			
g. Blood Clotting / Varicose			
h. Eczema (Dry/Wet)			
i. Cracking Sound			

4. ABDUCTOR DIGITORUM	Present (P) Not Present (X)	Massive(+++) Mild (+), Occasional(O) & frequent (F)	More on Rt./Lt (<Lt or<Rt)
a. Inflammation			
b. Blood Clotting / Varicose			
c. Loss of Ton icity			
d. Painful while pressing			
e. Pigmentation / black heads			
f. Deformity of digitorum/ O.A. Changes			
g. Eczemov (Dry / Wet)			

5. GASTROCNEMIUS	Present (P) Not Present (X)	Massive(+++) Mild (+), Occasional(O) & frequent (F)	More on Rt./Lt (<Lt or<Rt)
a. Stiffness			
b. Polyfibroids			
c. Blood Clotting / Varicose Vein			
d. Loss of Tonicity / Muscular Wasting			
e. Night Cramping			
f. Painful while pressing			
g. Enlargement of Saphenous Vein			
h. Deformity of Tibia / varus-valgum			
i. Painful while pressing Tibialis anterior			
j. Painful while pressing Soleus (Triceps Surae Part)			

6. VASTUS MEDIALIS	Present (P) Not Present (X)	Massive(+++) Mild (+), Occasional(O) & frequent (F)	More on Rt./Lt (<Lt or<Rt)
a. Inflammation / Oedema			
b. Polyfibroids			
c. Blood Clotting / Varicose Vein		Large / Small	
d. Muscular Wasting			
e. O.A. Changes of Knee joint			
f. Status of Sartorius connecting to Knee joint.			
g. Status of Medial collateral Ligament (MCL)			
h. Cracking sound of Knee Jt, while folding			
i. Using Knee caps.			
j. Fluid taken out from knee jt.			
k. Injection taken for relieving pain			
l. Surgical intervention			
j. Arthroscopy done			

7. RECTUS FEMORIES / PATELLA	Present (P) Not Present (X)	Massive(+++) Mild (+), Occasional(O) & frequent (F)	More on Rt./Lt (<Lt or<Rt)
a. Inflammation / Oedema			
b. Polyfibroids			
c. Blood Clotting			
d. Painful while folding.			
e. Status of Patella.		Paletable/N.P./ painful / Fixed	
f. Effusion/Retension of fluid			

8. VASTUS LATERALIS	Present (P) Not Present (X)	Massive(+++) Mild (+), Occasional(O) & frequent (F)	More on Rt./Lt (<Lt or<Rt)
a. Muscular Wasting			
b. Polyfibroids		Large / Small	
c. Painful while pressing			
d. Blood Clotting / Varicose			
e. Status of (Iliotibial tract)		Inflammation / Stiffness /Sinking	
f. Status of Biceps Femories-long head / Short head around the Knee Jt..		Inflammation / Stiffness /Sinking	

9. GRACILIS	Present (P) Not Present (X)	Massive(+++) Mild (+), Occasional(O) & frequent (F)	More on Rt./Lt (<Lt or<Rt)
a. Stiffness			
b. Polyfibroids			
c. Inflammation			
d. Muscular Wasting			
e. Muscular Buldging			
f. Loss of Tonicities			
g. Enlargement of great saphenous Vein			
h. Status of Gracilis/ Adductor Magnus around Knee Jt.			

10. PSOAS / ILIACUS	Present (P) Not Present (X)	Massive(+++) Mild (+), Occasional (O) & frequent (F)	More on Rt./Lt (<Lt or<Rt)
a. Stiffness			
b. Polyfibroids			
c. Inflammation			
d. Painful while pressing			
e. Overall Status of Sartorius		Inflammation/Stiffness/ Sinking over iliacus jt/ Sinking Knee Jt.	
f. Raising of leg(Rt /Lt)		Upto................degree/ ....Cm/Normal	
g. Feeling of pain while raising leg (Rt / Lt.)		Back / groin / Biceps Femo. / Rectus Femo.	
h. Surgical intervention of hip joint			

11. TENSOR FASCIA LATA	Present (P) Not Present (X)	Massive(+++) Mild (+), Occasional (O) & frequent (F)	More on Rt./Lt (<Lt or<Rt)
a. Muscular Buldging			
b. Muscular Wasting			
c. Polyfibroids			
d. Status of Gluteus Medius			

12. EYES & TONGUE	Present (P) Not Present (X)	Massive(+++) Mild (+), Occasional (O) & frequent (F)	More on Rt./Lt (<Lt or<Rt)
a. Hb			
b. Constipation			
c. Tongue :	Sore / Infected / Tonsilitis / Normal		

13. HANDS	Present (P) Not Present (X)	Massive(+++) Mild (+), Occasional (O) & frequent (F)	More on Rt./Lt (<Lt or<Rt)
a. Loss of Strength		Shaking due to Compression	
b. Restricted movement of shoulder Jt / Frozen shoulder			
c. Cracking sound over shoulder joint			
d. Inflammation of Elbow Jt. / Wrist Jt.			
e. O.A.Changes		Fing / Elbow / Wrist	
f. Loss of Tenicity / Muscular Buldging of Triceps muscles			
g. Polyfibroids over Biceps Brachii			
h. Tenis Elbow/ Carpal Tunnel Syndrome			
i. I.V. taken			
j. Surgical intervention made			

14. STERNOCLEIDOMASTOID	Present (P) Not Present (X)	Massive(+++) Mild (+), Occasional (O) & frequent (F)	More on Rt./Lt (<Lt or<Rt)
a. Stiffness			
b. Polyfibroids			
c. Inflammation			
d. Painful while pressing			
e. Inflammation / Stiffness over Parotid Gland			
f. Stiffness /Painful / Polyfibroids over breast Region			

15. LOWER ABDOMEN	Present (P) Not Present (X)	Massive(+++) Mild (+), Occasional (O) & frequent (F)	More on Rt./Lt (<Lt or<Rt)
a. Stiffness			
b. Loss of Tonicity			
c. Unable to hold Urine - (incontinence)			
d. Painful while pressing			
e. Reflux			
f. Acidity / Gas			
g. Blotting			
h. Inflammation / Stiffness over Prostate gland			
i. Abnormality of periodical syndrome			
j. Leucorrhoea /white discharge			
k. Abnormality of periodical discharge			
l. Difficult or painful menstruation			

16. CERVICAL REGION	Present (P) Not Present (X)	Massive(+++) Mild (+), Occasional (O) & frequent (F)	More on Rt./Lt (<Lt or<Rt)
a. Stiffness			
b. Inflammation			
c. Lordosis			
d. Polyfibroids			
e. Black heads / Pigmentation			
f. Painful while pressing over splenius/semispinalis Capitis			
g. Compression			
h. Sleeplessness (Insomnia)			
i. Headache			
j. Migraine / Sinusitis			
k. Vertigo			
l. Collar belt use			
m. I.V. taken			
n. Traction taken			
o. Pain killer taken			
p. Surgical Intervention made			

17. THORACIC REGION	Present (P) Not Present (X)	Massive(+++) Mild (+), Occasional (O) & frequent (F)	More on Rt./Lt (<Lt or<Rt)
a. Inflammation			
b. Kyphosis			
c. Painful while pressing			
d. Compression			
e. Inflammation / Painful over Latissimus Dorsi			

18. LUMBAR REGION	Present (P) Not Present (X)	Massive(+++) Mild (+), Occasional (O) & frequent (F)	More on Rt./Lt (<Lt or<Rt)
a. Inflammation			
b. Lordosis			
c. Painful while pressing			
d. Compression			
e. Inflammation / Painful over External/ Internal Obliques			
f. Loss of Tonicity Gluteus Maximus			
g. Loss of Tonicity Gluteus Minimus			
h. Using Lumbar Belt			
i. Deformity of Lumbar Spine while standing (mostly Lt side)			
j. Traction taken			
k. Pain killer taken			
l. I.V. taken			
m. Surgical Intervention made			

19. HAMSTRING	Present (P) Not Present (X)	Massive(+++) Mild (+), Occasional (O) & frequent (F)	More on Rt./Lt (<Lt or<Rt)
a. Inflammation			
b. Polyfibroids		BF / SM / ST	
c. Stiffness			
d. Muscular Wasting		BF / SM / ST	
e. Blood Clotting /Varicose		BF / SM / ST	
f. Enlargement of great Saphenous Vein		BF / SM / ST	
g. Painful while pressing		BF / SM / ST	
h. Status of Gracilis (Posterior Part)			

Note : (Biceps femories (BF) / Semimembranosus (SM) / Semitendinosus (ST)

20. POPLITEUS	Present (P) Not Present (X)	Massive(+++) Mild (+), Occasional (O) & frequent (F)	More on Rt./Lt (<Lt or<Rt)
a. Inflammation			
b. Stiffness			
c. Blood Clotting / Varicose			
d. Painful while pressing			

....

Signature of Patient party Signature of Examiner Signature of Patient

TYMCZASOWA DIAGNOZA

1. Cervical Spondylosis			
2. Lumbar Spondylosis			
3. Slipped Disc			
4. Osteo-Arthritis (Knee Joint)			
5. Calcaneal Spur			
6. Varicose Vein			
7. Migraine / Sinusitis			
8. Sleeplessness			
9. Incontinence			
10. Constipation			
11. Acidity /Gas			
12. Vertigo			
13. Depression			
14. Ankylosing Spondylitis			
15. Rhematiod Arthritis			
16. Poly-arthritis			
17.			
18.			
19.			
20.			

Signature of Doctor

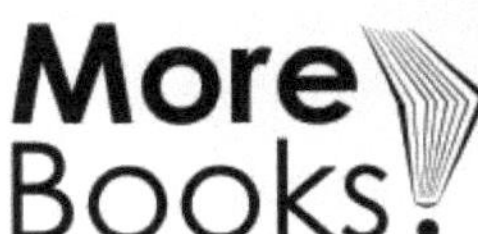

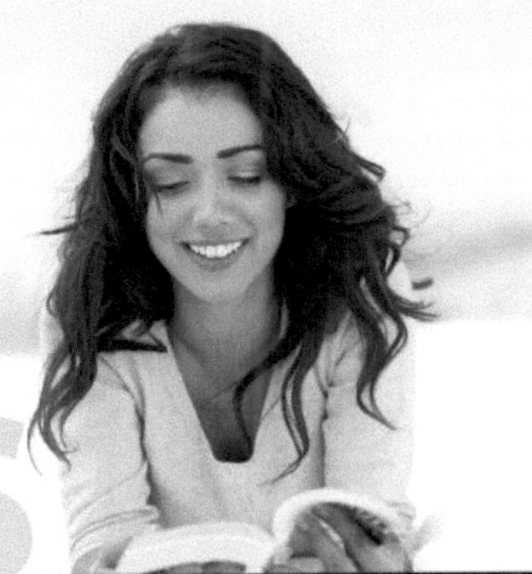

yes

I want morebooks!

Buy your books fast and straightforward online - at one of world's fastest growing online book stores! Environmentally sound due to Print-on-Demand technologies.

Buy your books online at
www.morebooks.shop

Kaufen Sie Ihre Bücher schnell und unkompliziert online – auf einer der am schnellsten wachsenden Buchhandelsplattformen weltweit! Dank Print-On-Demand umwelt- und ressourcenschonend produzi ert.

Bücher schneller online kaufen
www.morebooks.shop

KS OmniScriptum Publishing
Brivibas gatve 197
LV-1039 Riga, Latvia
Telefax: +371 686 204 55

info@omniscriptum.com
www.omniscriptum.com

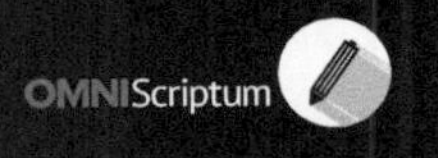

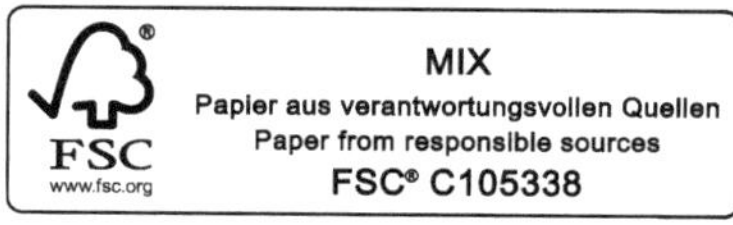

Printed by Books on Demand GmbH, Norderstedt / Germany